beck**'**sche reihe

W0047093

bsr

Gesundheit ist ein Menschheitstraum. Seit zweieinhalb Jahrtausenden hat die europäische Kultur – oft in Widerspruch zur Theologie – den Versuch gewagt, diesen Traum als existentielle Selbstbestimmung zu verwirklichen. Die Grundlage dazu bot und bietet die Überzeugung von dem unbedingten Primat der Naturgesetze. Heute besitzt das Gesundheitswesen ein höchst beeindruckendes Potential, Krankheiten zu heilen, Leiden zu mindern und Lebensläufe zu beeinflussen. Gleichzeitig naht das Ende der klassischen Medizin. Technischer Fortschritt, geänderte Formen der Wissensbildung, gesellschaftlicher Wandel und an erster Stelle die zunehmende Ökonomisierung haben die Ärzte als zentrale Entscheidungsträger verdrängt und neue Akteure an die Macht gebracht, die erstmals in der Geschichte den Kranken als Ressource und Gesundheit als Ware betrachten.

Paul U. Unschuld ist Direktor des Horst-Görtz-Stiftungsinstituts für Theorie, Geschichte, Ethik Chinesischer Lebenswissenschaften, Charité, Berlin. Davor Direktor des Instituts für Geschichte der Medizin, LMU München; Professor am Dept. of Behavioral Sciences, School of Hygiene and Public Health, Johns Hopkins University, Baltimore, USA. Bei C. H. Beck sind von ihm erschienen: *Was ist Medizin* (2003); *Chinesische Medizin* (²2004).

PAUL U. UNSCHULD

WARE GESUNDHEIT

DAS ENDE
DER KLASSISCHEN MEDIZIN

Verlag C. H. Beck

2., aktualisierte, um ein Nachwort erweiterte Auflage, 2011

© Verlag C.H. Beck oHG, München 2009
Gesamtherstellung: Druckerei C.H. Beck, Nördlingen
Umschlagentwurf: malsyteufel, Willich
Printed in Germany
ISBN 978 3 406 59284 3

www.beck.de

INHALT

VORWORT

Dieses Buch dokumentiert das Ende der klassischen Medizin und erläutert die Neuorientierung der Heilkunde. Es legt dar, warum Ärzte und Apotheker, Berufsgruppen, die jahrhundertelang im Zentrum der angewandten Heilkunde standen, in jüngster Zeit rapide an Bedeutung als Entscheidungsträger verloren haben, und es verdeutlicht, wie sich die gegenwärtige und zukünftig wahrscheinlich noch wachsende Ökonomisierung unseres Gesundheitswesens auf die seit zwei Jahrtausenden anhaltende Sehnsucht der Menschheit auswirkt, Länge und Qualität des Lebens selbst zu bestimmen und möglichst leidfrei zu gestalten.

Die Auseinandersetzung mit diesen Themen verknüpft zwei Diskursebenen. Da ist zum einen die mittlerweile in einer fast unüberschaubaren Vielfalt der Kommentare aufgezeigte Umwandlung des herkömmlichen Gesundheitswesens in eine moderne, mehr und mehr an industriellen Normen orientierte Krankheitsbewirtschaftung. Stimmen, die diese Metamorphose kritisieren, sind ebenso deutlich vernehmbar wie die Wortmeldungen der Befürworter – und Nutznießer – der neuen Strukturen.

Die hier vorgelegte Betrachtung geht von der These aus, dass erstmals in der Geschichte Krankheit in der Bevölkerung rein ökonomisch betrachtet positive Auswirkungen für die Entwicklung der Volkswirtschaft haben kann. Vor diesem Hintergrund sind viele Facetten der jüngsten Dynamik im Gesundheitswesen verständlich. Hierzu zählt die Verdrängung von Ärzten und Apothekern aus dem Zentrum der Entscheidungsträger ebenso wie zahlreiche andere mehr oder weniger sichtbare Veränderungen im gesellschaftlichen Umgang mit Gesundheit und Kranksein.

In den folgenden Erörterungen wird der Leser keine positive oder negative Bewertung des Geschehens finden. Stattdessen möge ihm die Verknüpfung mit einer in diesem Zusammenhang bislang noch nicht dargestellten zweiten Diskursebene vor Augen führen, dass politische Entscheidungsträger zwar die eine oder andere Detailentwicklung in ihrer Richtung ein wenig beeinflussen können, dass aber die große Umwälzung als solche einer historischen Dynamik unterliegt, die menschliches Handeln mehr lenkt, als dass sie von menschlichem Handeln gelenkt würde.

Diese Dynamik erwächst aus der Sinngebung der Medizin, die vor mehr als zwei Jahrtausenden einem speziellen Teil der Heilkunde zur Legitimation verhalf und auch heute noch wirkmächtig ist: die Verwirklichung existentieller Selbstbestimmung auf der Grundlage der Naturwissenschaft. Ihr standen und stehen Kräfte gegenüber, die den Menschen in eine ganz andere existentielle Sinngebung eingebunden sehen und ein Streben nach existentieller Selbstbestimmung als nur bedingt hilfreich für ein «erfülltes» Leben akzeptieren können. Der Antagonismus dieser beiden Weltanschauungen dauert bis in die Gegenwart fort und wird auch darüber hinaus menschliches Dasein im Allgemeinen und die Heilkunde im Besonderen prägen.

Diese historische Sicht auf die kulturellen Wurzeln der Medizin mit den aktuellen Entwicklungen im Gesundheitswesen zu verknüpfen bietet sich an, da ansonsten ein Verständnis dieser Entwicklungen unvollständig bleiben muss. Die von der Medizin erstrebte Unabhängigkeit des Menschen vom Einfluss numinoser Mächte auf die Länge und die Güte seiner Lebenszeit ist insofern erreicht worden, als die Götter, Dämonen, Ahnen, oder auch der Eine Gott in den Lehrplänen und Erklärungsmodellen heutiger Medizin nicht mehr auftauchen. Der Mensch hat die Bewältigung aller Gefahren, die die Länge und die Qualität der Lebenszeit beeinträchtigen können, in die eigenen Hände genommen. Ein Großteil der finanziellen Ressourcen der Gesellschaft wird für Forschungen aufgewendet, deren Ergebnisse nach wie vor bestehende Unzulänglichkeiten der Medizin beheben sollen. Freilich, die Abhängigkeit von den numinosen Mächten wurde nicht durch eine Selbstbestimmung eines jeden Individuums ersetzt, sondern gegen eine neue Form der Abhängigkeit von säkularen Kräften eingetauscht, die Länge und Güte menschlicher Lebenszeit aus wohldefinierten wirtschaftspolitischen Interessen beeinflussen.

Die jüngsten Tendenzen der Entwicklung des Gesundheitswesens werden somit plausibel, wenn man diese wirtschaftspolitischen

Interessen, gelegentlich auch im kleinen Detail, vor dem Hintergrund der ursprünglichen Sinngebung der Medizin betrachtet. Die hier vorgelegte Argumentation spannt daher einen weiten Bogen, der von den Anfängen der Medizin in der griechischen Antike über die Beiträge spätmittelalterlicher oder frühneuzeitlicher Akteure wie Hildegard von Bingen, Andreas Vesalius und Paracelsus, rasch in die Neuzeit führt, wo anhand des Übergangs von der Zielvorstellung einer «Volksgesundheit» zu der Gegenwart einer *Public Health* und der jüngsten Gesundheitspolitik die neuen Abhängigkeiten erkennbar werden. Auch hier werden Namen von Akteuren genannt, die deshalb eine Rolle in dieser großen Dynamik spielen dürfen, weil ihre persönlichen Überzeugungen den zeithistorischen Tendenzen entsprechen – und nicht umgekehrt.

Berlin, im Winter 2010   Paul U. Unschuld

1. DER SINN DER MEDIZIN

Medizin ist ein Teil der Heilkunde. Nicht alle Heilkunde ist Medizin. Heilkunde haben Menschen seit vorhistorischen Zeiten entwickelt, angewendet und an nachfolgende Generationen weitergegeben. Heilkunde ist jegliches Bemühen, dem kranken Menschen Linderung oder gar Heilung zu gewähren. Heilkunde ist ein Bestandteil nahezu aller Kulturen. Zwar gab und gibt es gelegentlich Weltanschauungen, die dem Menschen das Recht oder die Möglichkeit absprechen, aus eigener Kraft auf die Entwicklung und den Ausgang einer Krankheit Einfluss zu nehmen, aber das sind seltene Ausnahmen. So verwarf in der chinesischen Antike der Philosoph Zhuangzi (um 365–290) jeglichen Gedanken, etwa den Tod zu betrauern. Das Ende des Lebens, so seine Auffassung, war nur der Übergang in eine Phase körperlosen Daseins, aus der schließlich durch erneute Geburt eine weitere Phase körperlicher Existenz hervorgehe. Warum also sollte man diesen natürlichen Entwicklungslauf behindern oder gar versuchen, die Wegmarke Tod aufzuschieben?

Auch im westlichen Kulturraum ist ein gelegentliches Zögern bekannt, dem Menschen die Fähigkeit zuzugestehen, Kranksein zu behandeln und den möglichen Tod aufzuschieben. Einige wenige christliche Kirchenväter des frühen Mittelalters lehnten die weltliche Heilkunde ab und sahen Christus oder die Heiligen als die einzigen Instanzen, denen das Recht zustehe, über das Leben eines Menschen zu entscheiden. Ähnlich argumentieren auch heute noch einige religiöse Gruppierungen, die von Zeit zu Zeit nicht zuletzt deshalb Medienaufmerksamkeit erlangen, weil ihre Anhänger sich weigern, etwa ein sehr krankes Kind in medizinische Behandlung zu übergeben.

Doch die überwiegende Mehrheit aller Kulturen und Weltanschauungen hat offenbar einem weit verbreiteten Grundbedürfnis der Menschheit nachgegeben, das Leben zwischen Geburt und Tod als etwas Schützenswertes, als etwas Einmaliges anzusehen und daraus die Folgerung zu ziehen, alles Erdenkliche zu unternehmen, um dieses Leben zum einen so lange wie möglich auszukosten, und zum anderen, die Dauer dieses Lebens frei von Leiden zu halten. Auch hier gilt es freilich innezuhalten und auf die Ausnahmen zu verweisen, die zwar nicht die Heilkunde insgesamt ablehnen, aber doch die Suche nach der Leidfreiheit als unangemessen verurteilen.

Einige christliche Theologen haben bis in die Gegenwart versucht, das Leiden des einzelnen Menschen als unabdingbaren Teil der *conditio humana* darzustellen und aus dieser Sichtweise das Streben der Heilkunde nach völliger Leidfreiheit als eine menschenunwürdige Vision hinzustellen. Die theologischen Verurteilungen der durch die Weltgesundheitsorganisation im Jahre 1946 verabschiedeten umfassenden Definition von «Gesundheit» als «Zustand vollkommenen körperlichen, psychischen und sozialen Wohlbefindens und nicht allein das Fehlen von Krankheit und Gebrechen» sind ein Beispiel für den offenbar anhaltenden Wunsch dieser Kreise, der Heilkunde Fesseln anzulegen und Leiden als einen wesentlichen Bestandteil eines «gesunden» menschlichen Lebens anzuerkennen.[1]

Frühere Beispiele der theologisch begründeten Abneigung gegen völlige Leidfreiheit sind die Proteste gegen die Pockenschutzimpfung im 18. und frühen 19. Jahrhundert und die Kampagne gegen eine schmerzfreie Geburt, die von fundamentalistischen Priestern und Ärzten in der Mitte des 19. Jahrhunderts unter Berufung auf die Heilige Schrift initiiert wurden. Die damaligen Aktivisten schreckten auch vor – man würde heute sagen: terroristischen – Angriffen auf die Befürworter solcher Neuentwicklungen nicht zurück und suchten ihre theopolitischen Ziele unter anderem mit Brandstiftung durchzusetzen. Die aus den Reihen der Stammzellforscher zu Beginn des 21. Jahrhunderts angeregten Visionen, mittels therapeutischen Klonens und anderer Maßnahmen manche bisher kaum heilbaren Krankheiten therapieren zu können, haben dem alten Mechanismus folgend erneut die theologisch begründete Ethik zum Widerstand aufgerufen. Doch es ist abzusehen, dass, wie schon in vergangenen Epochen, auch heute und in naher Zukunft der Überlebenswille und die Sehnsucht nach Leidfreiheit sich durchsetzen werden. Ein wichtiger Grund für diese Annahme ist nicht zuletzt das wirtschaftliche Potential, das die Anwendung derartiger neuer Entwicklungen bietet.

Wenn wir bislang ausschließlich von Heilkunde und noch kaum von Medizin gesprochen haben, so liegt der Grund dafür in der Tatsache, dass Heilkunde der Überbegriff für alles Bemühen ist, dem Menschen Kranksein zu lindern, zu heilen oder auch vorzubeugen. Heilkunde beginnt mit dem Trost, den man jemandem spendet, indem man ihn in die Arme nimmt oder sein Leid mit Worten zu lindern trachtet. Heilkunde umschließt die Wadenwickel für fieberkranke Kinder ebenso wie die Gabe von Naturstoffen als Tee oder Aufkochung. Heilkunde ist neuerdings auch die technikgestützte Diagnose im Computertomographen oder mittels Elektrokardiogramm und die Therapie mit Produkten aus der chemisch-pharmazeutischen Industrie. Die deutsche Sprache erlaubt es, Medizin enger zu definieren und als einen Teilbereich der Heilkunde zu identifizieren. Medizin ist der Teilbereich der Heilkunde, der sich in der griechischen Antike in einer vielleicht für eine solche Entwicklung einmaligen gesellschaftlichen Situation als ein Akt der Befreiung des Menschen aus der Bevormundung durch religiöses Denken entwickeln konnte.

Wir unterscheiden eine vormedizinische Epoche, in der vormedizinische Heilkunde seit Urzeiten ausgeübt wurde – offenbar durchaus erfolgreich, denn aus welchem anderen Grunde hätten die Menschen vor zwei, drei Jahrtausenden diese Heilkunde überliefern und immer wieder anwenden sollen? Die Menschen im zweiten und ersten Jahrtausend vor Christi Geburt waren von vergleichbarer Intelligenz wie die Menschen der Gegenwart. Sie besaßen ebenso wenig Veranlassung, etwas offensichtlich Nutzloses an die nächste Generation weiter zu geben, wie ihre Nachfahren heutzutage. Dabei ist die offensichtliche Nutzlosigkeit nicht im Sinne moderner naturwissenschaftlicher Evidenz gemeint. Nutzlosigkeit bedeutet hier die Überzeugung, dass eine Handlung oder eine Sichtweise grundlos ist und somit in der Anwendung auf ein Problem keinen Nutzen bringt. Diese Art von Nutzlosigkeit war keineswegs mit der vormedizinischen Heilkunde verknüpft. Viele Menschen vertrauten ihr, und viele Patienten führten Linderung und auch Heilung ihrer Leiden auf die Anwendung dieser Heilkunde und auch auf die ihr zu Grunde liegende Weltanschauung zurück und sahen keinen Grund, daran zu zweifeln.

Wir wissen heute, dass die Durchsetzungskraft eines heilkundlichen Ideensystems und der daraus abgeleiteten therapeutischen Maßnahmen zur Vorbeugung und Heilung von Kranksein im gesamten Verlauf der Medizingeschichte in erster Linie von der Überzeugungskraft der einem jeden heilkundlichen Ideensystem zu Grunde liegenden Weltanschauung abhängig ist.[2] Wer sich unablässig von kaum sichtbaren, böswilligen Mächten umgeben und folglich die Welt von Dämonen bevölkert sieht, die für allerlei Missgeschick verantwortlich zeichnen, wird auch überzeugt sein, dass diese Dämonen Kranksein verursachen und dass dieses Kranksein durch einen Exorzismus geheilt werden kann. Wer der Überzeugung ist, dass verstorbene Ahnen noch über Generationen hinweg metaphysisch existent bleiben und über das Verhalten ihrer Nachkommen wachen, der wird auch überzeugt sein, dass diese Ahnen strafend eingreifen, wenn die Enkel und Urenkel gegen grundsätzliche ethische Normen verstoßen. Kranksein, das einzelnen Menschen oder einer Bevölkerung auf diese Weise zuteil wird, ist heilbar, wenn die Ahnen durch Opfer und Gebete besänftigt ihre Strafen zurücknehmen. Die unabhängig von einem therapeutischen Eingriff wirksamen Selbstheilungskräfte des Organismus verleihen allen solchen Erklärungsmodellen ausreichend Plausibilität. Die Mehrzahl funktionaler Erkrankungen des Menschen, so ist zu vermuten, heilt während, nicht wegen eines heilkundlichen Eingriffs.

Der Herausbildung einer medizinischen aus der vormedizinischen Heilkunde musste daher die Entstehung einer neuen Weltanschauung vorangehen, die als Konsequenz eine völlig neue Heilkunde plausibel erscheinen ließ. Die vormedizinische Heilkunde war zum Teil rein pragmatisch-empirisch. Das heißt, sie vermittelte therapeutische Anwendungen, die aus irgendeinem, keinem Nutzer mehr bewussten Anreiz in die Heilkunde aufgenommen worden waren und nun ohne jegliche tiefere Sinngebung, allein auf Grund ihres von Heilern und Patienten empfundenen Nutzens überliefert wurden. Daneben aber existierte auch im vormedizinischen Zeitalter bereits eine Theorie des Krankseins. Dies konnte, so vermittelt es das homerische Epos, die Vorstellung sein, ein Gott oder ein vielfältiges Spektrum an Göttern stehe gleichsam über den Menschen, beobachte deren Lebenswandel und sende, manchmal aus für den Menschen nachvollziehbaren Gründen, nicht selten aber auch aus undurchschaubarer Willkür, den Sterblichen eine Krankheit oder gar den frühen Tod.

Die vormedizinische Heilkunde beschränkte sich daher, soweit wir dies heute den altgriechischen Quellen entnehmen können, darauf, etwa eine Wunde zu versorgen oder eine andere Verletzung zu pflegen. Der Eingriff in ein Kranksein stand dagegen nur den Göttern zu. Sie hatten die Krankheit gesandt, und sie allein, so nahm man an, besaßen auch die Fähigkeit, eine Krankheit zu heilen – wenn sie es denn wollten. Der Mensch war abhängig vom Willen der Götter. Der Mensch konnte versuchen, diesen Willen zu beeinflussen. Ein guter Lebenswandel oder eine Opfergabe mochten die Götter gnädig stimmen. Da die Menschen sich ihre Götter stets nach ihrem eigenen Bilde schaffen, lag die Vermutung nahe, die Riten der Gottesdienste, oder auch die Errichtung prunkvoller Tempel, seien geeignet, die überirdischen Gewalten als eindrucksvolle Repräsentation in ähnlichem Maße zu beeindrucken (und somit hoffentlich zur Milde umzustimmen) wie ein luxuriöser Palast einen irdischen Herrscher.

Das grundlegende Merkmal dieser Weltanschauung und der aus ihr abgeleiteten Heilkunde ist die Unfreiheit des Menschen, über sein Schicksal selbst zu bestimmen. Zwar nahmen die Gläubigen an, dass Wohlverhalten bei den überirdischen Mächten Wohlgefallen auslöse, aber dessen gewiss sein konnten sie nicht. In den Vorstellungen von den Eigenarten und Einflussnahmen der Götter spiegelte sich die Realität der Beziehungen zwischen irdischen Herrschern und ihren Untergebenen. Willkür war nie ganz auszuschließen, wenn sie nicht sogar an der Tagesordnung war. Der Untergebene konnte jederzeit ein Opfer dieser Willkür werden. So wie es von ihm erwartet wurde, sich der Willkür der Herrscher zu unterwerfen, so legte ihm die Religion nahe, auch die Willkür eines Gottes als etwas Positives hinzunehmen. Diese Sichtweise hat sich bis heute gehalten.

Auch in der monotheistischen Weltanschauung des Christentums ist der Hinweis auf die undurchschaubaren und daher auch durch keinerlei Verhaltenskodex mit Sicherheit vorher bestimmbaren Eingriffe des einen Gottes in die Lebenswirklichkeit der Menschen ein tägliches Gut. Er erfolgt in jeder Grabrede, wenn ein vielversprechendes junges Leben durch Gewalt, Unfall oder Krankheit sein Ende gefunden hat. Er ist auch da zu hören, wo man sich die Frage stellt, wie ein solch unfassbares Verbrechen wie der Holocaust oder in jüngerer Zeit etwa der Völkermord in Ruanda oder auch die Tsunami-Katastrophe im Indischen Ozean die Zustimmung oder zumindest Billigung des Einen und allmächtigen Gottes finden konnte.[3] Dem Glauben an die Vielfalt der Götter im Altertum und an den einen Gott in den monotheistischen Religionen neuer Zeit ist gemeinsam, dass der Mensch ein Leben in Abhängigkeit führt und dass er keine Möglichkeit besitzt, dieses Leben in seiner Qualität und seiner Dauer mit Sicherheit selbst zu bestimmen: «Der Herr hat gegeben; der Herr hat genommen. Gelobt sei der Name des Herrn» lautet die aus Hiob 1,21 entnommene Kernbotschaft, mit der das Christentum diese existentielle Abhängigkeit immer wieder bekräftigt.

Die Entstehung der Medizin ist das bislang unerhörte Bemühen, aus dieser Abhängigkeit auszubrechen. Die Entwicklung der Medizin basiert auf einer Ideologie menschlicher Selbstbestimmung. Die Entwicklung einer medizinischen Heilkunde in Abgrenzung zu der nichtmedizinischen Heilkunde ist der erste bekannte Versuch in der Kulturgeschichte, die Gewalt über Qualität und Dauer irdischer Existenz nicht den kaum einschätzbaren überirdischen Mächten zu überlassen, sondern in die Hände der Menschen selbst zu legen. Die Schaffung der Medizin ist nichts weniger als ein erster gewaltiger Akt einer existentiellen Befreiung des Menschen. Die Kräfte, die sich dieser Befreiung von Anbeginn an entgegenstellten, sind auch nach mehr als zweitausend Jahren keineswegs zum Schweigen gebracht worden. Die Versuche, im Rahmen der Stammzelldebatte den Fortschritt der Medizin wieder einmal zum Stillstand zu bringen, das heißt, den Durchbruch der Medizin in bislang ungekannte Arenen des Umgangs mit dem Leiden zu blockieren, sind nur die jüngsten Äußerungen derer, deren Weltanschauung dem Menschen die Unabhängigkeit seiner Lebensführung nicht zuerkennen kann.

Die Entwicklung der Medizin als Aufbruch in die Unabhängigkeit im 6., 5. Jahrhundert v. Chr. erfolgte nicht aus einer der Heilkunde selbst innewohnenden Logik. Dieser Aufbruch wurde nicht durch irgendwelche Erkenntnisse der Heilkundigen im Umgang mit dem lebenden oder toten menschlichen Körper angeregt. Tatsächlich besitzt weder vormedizinische noch medizinische Heilkunde eine immanente Logik, die die Entwicklung ihrer theoretischen Grundlagen vorantreiben könnte. Medizin hat von Anbeginn an ihre grundlegenden Theorien vom gesunden und kranken Organismus als Projektionen gesellschaftlicher Realitäten und Visionen von Ordnung und Krise erworben und weiter entwickelt.

Medizin ist die auf den individuellen Organismus des einzelnen Menschen ausgelegte Metapher für existentielle Ängste und Zuversicht, die sich aus der Erfahrung von Krise und Harmonie nähren. Will man den Sinn und die Dynamik medizinischer Theoriebildung verstehen, muss man die Erfahrungen und Visionen von gesellschaftlicher Ordnung und Krise derjenigen ergründen, die neue medizinische Grundvorstellungen vortragen, akzeptieren oder auch unter Hinweis auf Alternativen ablehnen.

Die europäische Medizin entstand in der griechischen Polis. Eine neue politische Ordnungsstruktur ließ viele Menschen auch an eine neue natürliche Ordnung glauben. Gewissheit konnten sie keine haben. Zum ersten Mal in der dokumentierten Kulturgeschichte spielte sich in der griechischen Antike ein Vorgang ab, der sich in den zweieinhalb folgenden Jahrtausenden immer wiederholte. Grundlegende gesellschaftliche Strukturveränderungen – seien sie real oder nur als Vision vorhanden – bewirkten eine grundsätzlich neue Sicht auf die Ordnung, sprich Gesundheit, des menschlichen Organismus.

Der Sinn der Medizin, dies zeigen zweieinhalb Jahrtausende Geschichte, ist ein zweidimensionaler. Da ist zum einen der Wunsch der meisten Menschen, ihr Leben ohne Leid und Kranksein möglichst lange genießen zu können. Da ist zum anderen die unbewusste, die intuitive Übertragung der Ordnungsmodelle, die in der Gesellschaft erlebt oder erstrebt werden, auf die Vorstellung, was Gesundheit ist, wie sie geschützt und wie sie wieder erlangt werden kann. Diesem doppelten Sinn verdankt die Medizin ihre theoretische und praktische Dynamik. Die antike griechische Polis war der erste Schauplatz, an dem sich das Drama der Medizin entfalten konnte.

Es war eine Zeit, in der die Bewohner der kleinen Stadtstaaten sich aus der Abhängigkeit von Adel, Monarchen und Tyrannen zu befreien suchten. Die Befreiung, darin liegt die Bedeutung der Gesetzgebung des Solon und des Drakon, war nur über die Formulierung von Gesetzen zu erreichen. Die Anwendung dieser Gesetze sollte möglichst unbeeinflussbar sein; vor dem Gesetz ist jeder gleich. Wo Gesetze gelten, ist die Willkür der Herrschenden undenkbar. Das war die neue Grundlage menschlicher Gemeinschaft und Gesellschaft in der Polis. Die Bürger als gleichberechtigte Bewohner suchten die Freiheit von der Willkür der Tyrannen. Wo Gesetze gelten, da hat es der einzelne Mensch in der Hand, ob er getreu diesen Gesetzen sein Leben unbeschadet führt oder durch Zuwiderhandlungen gegen die Gesetze sein Leben früh verwirkt. Der Beginn der gesellschaftlichen Selbstverantwortung und Freiheit ist zugleich auch der Beginn der individuellen Verantwortung, der Unabhängigkeit jedes einzelnen Menschen, über Wohl und Wehe seines Lebens zu bestimmen. Damit wird Leben langfristig planbar. Wer die Gesetze kennt, kann sich an ihnen ausrichten.

Friedrich Nietzsche hat den Übergang des griechischen Theaters von der Tragödie zur Intrige beklagt.[4] In der Intrige äußert sich die Gewissheit, dass Zukunft planbar ist. Aischylos und andere zeigten in ihren Dramen den Übergang auf. Sie stellten erstmals den Menschen in das Dilemma göttlicher Fügung und eigener Verantwortung. Der Mensch erkannte seine Eigenverantwortung, aber noch war er den Übergriffen der Götter nicht entronnen. Die Schuld für sein Handeln lastete bereits auf ihm, auch wenn er von den Göttern in eine Situation getrieben worden war, die diese Schuld überhaupt erst möglich machte.

Die Vision endgültiger Befreiung ging einher mit der Projektion der gesellschaftlichen Gesetze auf die Natur. Der Übergang vom Mythos zum Logos ist das viel bemühte Motto für jene Zeit. Der Glaube, auch die Natur werde von Gesetzen regiert, war nicht nur der Beginn der Naturwissenschaft, es war auch der Beginn intellektuellen Bemühens, das menschliche Dasein aus der Willkür überirdischer Mächte zu befreien. Die Medizin entstand in dem Moment, als einige Menschen die Vorstellung entwickelten, Gesundheit und Kranksein des Menschen seien allein als Funktionen naturgegebener Gesetzmäßigkeiten zu verstehen. Die Macht der Götter galt für diese Menschen nicht mehr, zumindest nicht mehr unumschränkt. Wer an die Naturgesetze glaubt, der kann an keinen Gott oder Götter glauben, die alle die Wunder vollbringen, wie sie im Buch Hiob der Eine Gott für sich beansprucht. Die Medizin, als Heilkunde auf der Grundlage der Erkenntnis der Naturgesetze, nimmt für sich in Anspruch, durch beharrliches Suchen, durch immerwährendes Forschen eben diese Gesetze der Natur in Erfahrung zu bringen, die Werden, Sein und Vergehen bedingen. Es sind dies dieselben Gesetze, die noch auf den fernsten Gestirnen gültig sind. Sie führen auch die Lebensvorgänge in der kleinsten Zelle.

Kein Mensch in der griechischen Polis hat die Übertragung der Vorstellung von der befreienden Kraft der gesellschaftlichen Gesetzgebung auf die Vorstellung des Vorhandenseins von Naturgesetzen bewusst angestrebt. Es hat weder Individuen noch Kommissionen gegeben, die sich und anderen sagten: so wie wir in der Gesellschaft durch die Gesetzgebung die Freiheit vom Tyrannen gewinnen, so werden wir in der Medizin durch die Anerkennung von Naturgesetzen die Unabhängigkeit von angeblicher göttlicher Fügung erhalten. Nein, dieser Vorgang ist unbewusst, ist intuitiv abgelaufen. Die Sicht auf die Natur ergab sich aus der neuen Sicht auf die Gesellschaft. Die Saat der Intuition fiel auf fruchtbaren Boden. Immer mehr Menschen machten sich Gedanken über die Details der Naturgesetze. Immer mehr Menschen waren bemüht, eine Heilkunde zu schaffen, die die Naturgesetze als Grundlage anerkannte und in Therapie und Vorbeugung zur Anwendung brachte.

Freilich, auch die alte Ordnung lebte weiter. Nicht einmal in zweieinhalb Jahrtausenden Medizingeschichte ist ein Umdenken derart radikal gewesen, dass es die vorherige Weltanschauung völlig in Vergessenheit geraten ließ. So auch in der griechischen Polis. Die Anhänger göttlicher Fügung, die Vorstellung, menschliches Schicksal sei von übernatürlichen Kräften geformt, behielten viel von ihrer alten Kraft, auch wenn sie sich die Deutungshoheit fortan mit Andersdenkenden teilen mussten. Diese Dualität von medizinischer und nichtmedizinischer Heilkunde hat bislang kein Ende gefunden. Die Gewichte verschieben sich mal in die eine Richtung, mal in die andere Richtung. Die Existenz beider Weltanschauungen, bis heute nicht selten in ein und derselben Person, stellt jede Generation erneut vor die Herausforderung: wie soll man sich entscheiden? Ist es sinnvoll, die eigene Gesundheit nur der medizinischen Heilkunde anzuvertrauen? Oder nur der nichtmedizinischen Heilkunde? Oder beiden, ganz pragmatisch?

Der zweidimensionale Sinn der Medizin steht uns deutlich vor Augen. Die Erfüllung ihres Versprechens liegt in der fernen Zukunft – vielleicht auf ewig unerreichbar. Generation für Generation, so hat es den Anschein, kommt die Medizin ihrem Ziel ein wenig näher. Jahr für Jahr entdecken Wissenschaftler neue Details im Wirken der Naturgesetze im menschlichen Organismus. Jahr für Jahr werden kleinere oder größere Fortschritte in der Behandlung von Kranksein erzielt. Ein Ende ist, ungeachtet aller Zuversicht, nicht absehbar. Etappensiege gilt es zu feiern auf dem langen Weg der Medizin zu ihrem letzten Grund, den Menschen Leidfreiheit zu bringen – die ultimative Gesundheit.

2. GESUNDHEITSSTREBEN VOM ALTERTUM
BIS IN DIE NEUZEIT

Eine Heilkunde zu erlernen, das steht jedem Menschen frei. Der warmherzige Trost, die mitfühlende Umarmung, das gemeinsame Gebet, die Kühlung mit einem Wadenwickel oder auch das Wissen um die einfachen Wirkungen mancher Kräuter in der Natur, all dies ist Heilkunde, die jedermann offensteht.

Die Medizin war von Anfang an elitär. Mit dem Namen des Hippokrates verbindet sich die Wandlung der Heilkunde zu einer Philosophie. Genauer gesagt: der nichtmedizinischen Heilkunde wurde eine medizinische Philosophie an die Seite gestellt. Nicht jahrzehnte- oder jahrhundertelange Praxis und Beobachtung führten zu dieser Philosophie. Es war umgekehrt: die neue Philosophie schuf ihre eigene Praxis, erzwang ihre eigenen Beobachtungen, die dann im Rahmen dieser Philosophie zu neuen Erkenntnissen führten. Das heißt, die Entstehung der Medizin in der griechischen Antike beruhte von Anfang an auf einer theoretischen Grundlage. Die allgemeine Botschaft dieser Grundlage ist die Gesetzlichkeit aller Naturvorgänge. Diese Gesetzlichkeit zu erkennen und anzuerkennen ist keine Selbstverständlichkeit. Man kann nicht in die Natur hinausgehen und dort Naturgesetze bewundern. Man muss eingeweiht werden in das Wissen um die Naturgesetze – dann kann man in der großen Natur oder auch im engen Körper eines Menschen die Auswirkungen dieser Gesetze studieren und erkennen. Auch einen Gott sieht man nicht so ohne weiteres in der Natur. Die Menschen können an einen Gott glauben, aber es muss erst einmal jemand, aus welchen Anregungen auch immer, auf die Idee gekommen sein, dass es einen Gott gibt. Und es muss seitdem immer jemand der nächsten Generation sagen, dass es einen Gott gibt, oder vielleicht mehrere. Erst dann ergibt sich der Sinn des Betens.

Nicht anders ist es in den Naturwissenschaften ganz allgemein oder in der Medizin im Besonderen. Was die Priester in der Religion und Vermittlung des Wissens um den Einen Gott oder die vielen Götter sind, das sind die Wissenschaftler in der Vermittlung des Wissens um die Naturgesetze. Die Wissenschaftler sind die Priester ihrer Weltanschauung. Sie teilen den Menschen, die nicht selbst in die Wissenschaften eindringen können, mit, welche Anforderungen die Naturgesetze stellen und wie man diesen Anforderungen nachkommt, um den Segen dieses Wissens in Anspruch nehmen zu können.

In der Medizin sind die Ärzte die Priester. Sie erwerben Fähigkeiten, die über Leben und Tod, Gesundheit oder Siechtum entscheiden können. Das sollte Anlass genug sein, sie zu verehren. Tatsächlich ist eine solche Verehrung in Europa schon im Altertum nachweisbar. Die Bezeichnung des Jesus Christus, des «Heiland», als Arzt weist darauf hin. Doch ist hier der Idealtyp des Arztes gemeint. Die Wirklichkeit sah anders aus. Bis in das 19. Jahrhundert hinein wurden einige Ärzte durchaus hoch geachtet. Sie machten sich einen Namen als Gelehrte, vielleicht auch gelegentlich als erfolgreiche Kliniker. Der Ruhm blieb für die Nachwelt in der Regel in ihren Schriften erhalten, nicht in Berichten über eindrucksvolle, immer wiederholbare Heilungen. Der Priester in der Religion mochte als Individuum mehr oder weniger Achtung unter seinen Mitmenschen genießen. Er war für manche Bereiche des täglichen Lebens unentbehrlich, die Taufe, die Hochzeit, die Begräbnisfeierlichkeiten und den periodischen Gottesdienst. Als Interpret des göttlichen Wirkens fiel nicht notwendigerweise der Glanz dieses Wirkens auch auf die Person des Priesters. Lediglich der besonders begabte Rhetoriker oder Autor tiefsinniger Schriften ragte aus der Vielzahl heraus.

Ähnlich war es in der Medizin. Der Arzt war der Interpret des natürlichen Wirkens. Er vermochte zu erklären, warum sich der Schmerz hier und das Geschwür dort entwickelte. Er war in der Lage vorauszusagen, ob ein Fieber tödlich und ein Schweißausbruch vielleicht sinnvoll ist. Aber der Arzt war genausowenig die Naturgewalt selbst, wie der Priester nicht Gott sein kann. So gab es auch keinen Grund, alle Ärzte pauschal zu verehren, nur weil sie sich den Kranken, den Eiternden, den Schwachen, den Hilfsbedürftigen widmen. Für solche Zuwendung verteilt die Gesellschaft bestenfalls gute Worte und Almosen als materielle Vergütung. Es musste schon jemand besondere Fertigkeiten beweisen, die ihm Kunden von nah und fern zuführten, um vielleicht «verehrt» zu werden und mit seinem Können Reichtum anzusammeln.

In Europa erschwerte den Aufstieg der Ärzte zu einer als Berufsstand insgesamt hochgeachteten Gruppe noch ein weiterer Umstand. Mit der Einbeziehung der griechischen Stadtstaaten in das Römische Reich verlor die antike griechische Medizin das kulturelle Umfeld, aus dem sie hervorgegangen war und in dem sie plausibel erschien. Die Schriften waren vorhanden, und weitere Schriften in der einmal begonnenen Weltsicht wurden verfasst. Das sogenannte *Corpus Hippocraticum*, das wahrscheinlich erst nach der Lebenszeit des Hippokrates geschrieben wurde, zeigt die unmittelbare Dynamik der Weiterentwicklung an. Aber bereits in Rom wirkte die griechische Denkweise wie ein Fremdkörper. Für die Befreiung des Individuums aus der Beherrschung durch den Adel oder die Tyrannen mochte die Republik noch Interesse gehabt haben, nicht jedoch das Kaiserreich. Das römische Recht hat eine große zivilisatorische Bedeutung für die Rechtssicherheit in Europa nicht nur in der Antike, sondern bis in die Gegenwart gehabt; eine revolutionäre Kraft, die Unabhängigkeit des Individuums von Eingriffen der Mächte außerhalb seiner Gewalt zu gewinnen, vermochte es nicht zu entfalten.

Die Griechen, die nach Rom kamen, brachten den Glauben an den Primat der Naturgesetze mit. Die Römer schlossen sich dieser fremden Sicht kaum an. Sie glaubten weiterhin an Magie und Geister. Alte empirische Weisheiten erschienen ihnen hilfreich genug. Die Naturgesetze, die allem übergeordnet und vor denen jeder gleich sein sollte, überzeugten kaum jemanden im alten Rom. So kam es, dass neue Sichtweisen erstarkten. Autoren meldeten sich zu Wort, die es schlichtweg ablehnten, über die naturgesetzlichen Grundlagen des Krankseins und wirkungsvoller Behandlung nachzudenken. Die Ärzteschaft war tief gespalten. Mediziner und nichtmedizinische Heilkundige vertraten die eine oder die andere Meinung. Die Methodenvielfalt verhinderte die Entstehung einer Berufsgruppe, die im Stande gewesen wäre, mit einer Stimme eine Weltanschauung vorzutragen und auf der Grundlage dieser Weltanschauung effektive Medizin zu betreiben.

Um dies zu wiederholen, die bloße Hinwendung zu den Kranken und Schwachen, den Eiternden und Hilfsbedürftigen bringt noch keine große Achtung oder Ehrung ein. Gesundheit war über die Jahrhunderte bis in die Neuzeit ein Gut, das den allermeisten Menschen am Herzen lag. Aber für die Medizin, die einst in der griechischen Polis entstanden war, wurde es im Laufe der Jahrhunderte zunehmend schwieriger, ein geeignetes Umfeld zu finden, in dem sie sich in dem ursprünglichen Sinne hätte weiterentwickeln können. Der Methodenvielfalt in der Hochzeit des römischen Imperiums stellte sich im 2. Jahrhundert noch einmal ein griechischer Arzt, der in Rom zu Ansehen gekommen war, Galen, entgegen. Er war unglaublich schaffensreich, ersann erstmals eine theoretische Lehre von der Wirkung der Arzneistoffe im Organismus, sezierte Tiere, um den verborgenen Geheimnissen des Körperbaus und seiner Funktionen auf die Spur zu kommen.

Es ist bezeichnend, dass die Vorstellungen des griechisch-römischen Arztes Galen bis in das 19. Jahrhundert überleben konnten. Er war der letzte große Theoretiker der Antike. Danach lieferten unzählige Ärzte Einzelbausteine, aber ein Durchbruch zu einer neuen theoretischen Ebene war keinem von ihnen beschieden. Einige mochten für ihre Gelehrsamkeit Hochachtung unter ihren Zeitgenossen genießen. Als Ärzte, als Therapeuten, wurde ihnen nur selten andauernder Ruhm zuteil.

Theophrastus Bombastus von Hohenheim, genannt Paracelsus (1493–1541), blieb mit seinen Schriften und seinem ungewöhnlichen Lebenslauf im kulturellen Gedächtnis haften. Er mag zudem als einer der vielen Intellektuellen in Erinnerung gerufen werden, die die beiden gegenläufigen Sichtweisen auf menschliches Leid und die Gesunden in sich vereinten. Er trug zum Fortschritt der existentiellen Selbstbestimmung bei, gleichzeitig räumte er Gott einen Einfluss auf die Länge und die Güte des menschlichen Lebens ein.

Paracelsus und andere gelehrte Mediziner waren in ihrem Bestreben, Gesundheit zu erläutern und den Patienten wieder zu gewähren, keinesfalls allein. Auch die Ideen einer Äbtissin des Hohen Mittelalters, Hildegard von Bingen (um 1098–1179), haben bis in die Gegenwart unter solchen Menschen Anhänger finden können, die die Heilkunde mit dem Versprechen der Freiheit von körperlichem

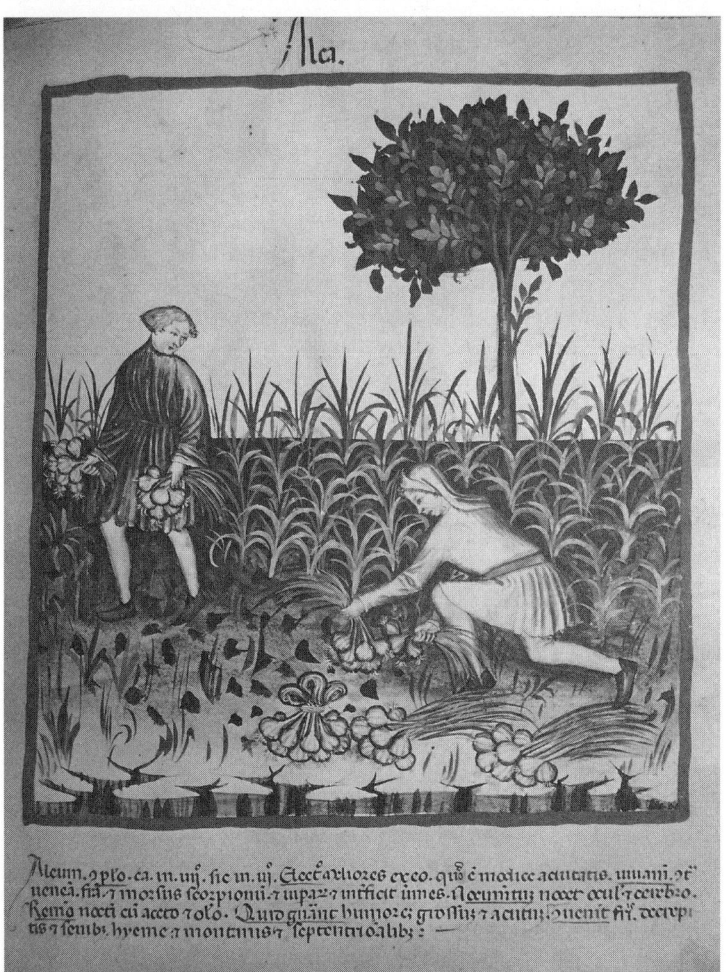

Knoblauchernte, Tacuinum Sanitatis, 15. Jahrhundert. Paris, Bibliothèque Nationale, Département des manuscrits, Latin 9333, folio 23

und seelischem Leid gleichsetzen – nicht aber mit dem zweiten Grund, der Selbstbestimmung menschlicher Existenz.

Die Bücher, die wir aus der Spätantike, dem Mittelalter bis in die frühe Neuzeit kennen und für ihren Gedankenreichtum und die Beobachtungsvielfalt bewundern, waren zudem einer kleinen gesellschaftlichen Oberschicht vorbehalten. Das gilt auch für die so genannten Leitfäden der Gesundheit, die *Regimina Sanitatis*, die vom 13. bis 15. Jahrhundert von Salerno ausgehend Aufmerksamkeit erlangten. Als aufschlussreiche Wegmarken in dem Bemühen um existentielle Selbstbestimmung sind auch die von den christlich-arabischen Autoren ibn-Butlan (starb 1066) und ibn-Dschezla (konvertierte zum Islam; starb 1100) verfassten «Tabellarische Übersicht der Gesundheit» und «Tabellarische Übersicht der Krankheiten» einer Erwähnung wert. Sie wurden im 13. Jahrhundert erstmals in lateinischer Fassung als *Tacuini Sanitatis* und *Tacuini Aegritudinum* veröffentlicht; Michael Herr ersetzte in seiner deutschen Version aus dem Jahre 1533 im Titel die «tabellarische Übersicht» durch die Formulierung «Schachtafeln [der Gesundheit, bzw. der Krankheiten]».[5] Das Spiel um Leben und Tod, um Gesundheit und Krankheit als Schachspiel; jedes Feld, jeder Zug der Figuren ist eine Anweisung, das Schicksal schachmatt zu stellen und dem Spieler die Gesundheit zu sichern.[6]

Die Autoren dieser Schriften bezogen ihr Wissen aus vielen Quellen, aus der Medizin der Antike, aus arabischen Überlieferungen ebenso wie aus europäischen Volksweisheiten. Sie propagierten einen, wie man annahm, gesunden Lebenswandel mit dem Leitgedanken des Maßhaltens und stellten den richtigen Umgang mit den sechs so genannten «nicht angeborenen Dingen», *res non naturales*, das sind Luft und Lebensmittel, Schlafen/Wachen, Ausscheiden/Nahrungsaufnahme, Bewegung/Ruhe und die geistigen Aktivitäten, in den Mittelpunkt ihrer Ratschläge. Doch so eindrucksvoll diese guten Ratschläge noch heute erscheinen mögen, für die Gesundheit der Gesamtbevölkerung blieben sie unerheblich.

Um diese Gesundheit kümmerten sich viele Kundige. Es gab Kräuterfrauen und Laienwissen, das in Familien von Generation zu Generation überliefert wurde, und es boten sich Quacksalber und Steinschneider an, die von Markt zu Markt zogen, die eine oder andere operative Technik anwendeten und sich dafür einen Obolus einhandelten. Mönche in Klöstern pflegten sich selbst. Ihr Wissen um die Heilpflanzen, die sie in Klostergärten anpflanzten und pharmazeutisch aufbereitet in Klosterapotheken vorrätig hielten, war sicherlich auch segensreich für manche Menschen, die in der Umgebung der Klöster lebten oder die auf den langen Pilgerreisen erkrankten und in christlicher Barmherzigkeit Hilfe erfuhren.

Die seit dem Hohen Mittelalter in den wenigen medizinischen Fakultäten von Montpellier, später Padua, Bologna und anderenorts mehr ausgebildeten Ärzte mochten sich zwar als Akademiker über allen diesen Heilern stehend sehen, aber der Masse der Menschen blieb ihr Wirken verborgen. Deren Gesundheit war von ihrer biologischen Verfassung, von den gesellschaftlichen Umständen, unter denen sie lebten und arbeiteten, von den Naturgewalten, die auf sie einwirkten, von den Kriegen und anderen Gewalteinwirkungen, denen sie ausgesetzt waren, ebenso abhängig wie etwa von Mangelernährung in Dürrezeiten oder auch altersbedingt, wenn Zahnlosigkeit oder der Eigennutz der Nachkommen keine ausgewogene Ernährung mehr zuließen. So ist es verständlich, dass die Menschen ihre Gesundheit überall dort suchten, wo sich Hilfe anbot. Das konnte in der Kirche sein, im religiösen Rahmen über das Gebet, die Fürbitte, die Wallfahrt, das Gelübde. Es konnte die Hausapotheke sein oder die Inanspruchnahme selbsternannter oder mit einem Universitätsdiplom ausgewiesener Experten.

Der Staat betrachtete sich nur in Ansätzen als für die Gesundheit seiner Bürger verantwortlich. Seit dem Mittelalter erließen manche Städte Verordnungen, etwa die Märkte am Wochenende zu säubern oder altes Fleisch und Fisch nicht bis in die neue Woche zu lagern. Ab dem 14. Jahrhundert versuchten einige Verwaltungen die Qualität der in den öffentlichen Apotheken angebotenen Arzneimittel auf ein bestimmtes Qualitätsniveau zu heben. Aber das waren Einzelmaßnahmen, die insgesamt gesehen nicht die Kraft entfalten konnten, die Gesundheit der Bevölkerung maßgeblich zu beeinflussen. Gesundheit war weitgehend Selbstzweck. Das galt nicht für die arbeitsfähigen Mitglieder einer Familie. Abgesehen von vielleicht emotionalen Bindungen, die durch ein Kranksein und die Gefahr oder Wirklichkeit frühen Todes belastet werden konnten, mochte der Ausfall einer Arbeitskraft, vor allem des in der Regel männlichen «Ernährers», verheerende Folgen nach sich ziehen. Ein solcher Verlust ließ sich nicht ohne weiteres ersetzen, auch wenn es üblich war, dass etwa eine Witwe einen Bruder ihres verstorbenen Mannes ehelichte – falls ein solcher existierte. Außerhalb der Familie jedoch hatte der Kranke keinen unersetzlichen Wert. Keine Struktur musste die Krankheit oder den Verlust eines Menschen als Wertminderung bedauern. Jede Lücke ließ sich wieder schließen. So ist verständlich, warum Krankheit und früher Tod zwar auch in Familie und Freundeskreis Emotionen wecken mochten, aber keine gesamtgesellschaftlichen Maßnahmen erforderten, die einem materiellen Wertverlust entgegenwirken sollten. Die Trauer, wenn überhaupt jemand solche außerhalb von Familie und Freundeskreis über Krankheit und Tod eines Mitmenschen empfand, erschöpfte sich in Gefühlen.

Von der Erfüllung ihres zweifachen Sinnes war die Medizin weit entfernt. Die Fähigkeit, den Menschen zu Gesundheit als Leidfreiheit zu verhelfen, hatte sich wahrscheinlich seit dem Aufbruch in die Naturgesetzlichkeit in der griechischen Antike kaum verbessert. Das lag zum einen an dem medizinischen Wissen selbst, das sich ungeachtet eines mehr als tausendjährigen Bemühens therapeutisch kaum effektiver auswirkte. Damit eng verknüpft war auch das Unvermögen, dem tieferen Ziel der Medizin nahezukommen, das heißt, die Menschen in die Freiheit zu entlassen, sich die Qualität ihres Lebens selbst und eigenverantwortlich zu schaffen, ohne in dem Bewusstsein verhaftet zu bleiben, es seien übermenschliche Kräfte, von deren oft genug nicht durchschaubaren Eingriffen Leid oder Nicht-Leid abhingen.

3. GESUNDHEIT ALS MITTEL ZUM ZWECK IM 18. JAHRHUNDERT

Ein erster tiefgreifender Wandel deutete sich im 18. Jahrhundert an. Die Veränderungen, die sich in der Medizin und in den gesellschaftlichen Strukturen, die der Medizin den Rahmen gaben, im Laufe der kommenden zwei Jahrhunderte vollzogen, gingen auch dieses Mal nicht auf eine innere, eigene Gesetzmäßigkeit medizinischen Fortschritts zurück. Die Dynamik medizinischer Theoriebildung ebenso wie die gesellschaftliche Inanspruchnahme der Medizin, und somit die soziale Stellung ihrer vermeintlich zentralen Akteure, der Ärzteschaft, erfahren ihre Impulse aus anderen gesellschaftlichen Arenen.

Die grundlegenden Theorien von den Vorgängen im gesunden und kranken Organismus haben in zwei Jahrtausenden überschaubarer Medizingeschichte die Vorbilder für das Bild des Körpers außerhalb des Körpers gefunden. Wo auch sonst? In derselben Weise, wie die Entstehung einer medizinischen Heilkunde aus vormedizinischer, nichtmedizinischer Heilkunde allein vor dem Hintergrund einer in der antiken griechischen Polis völlig neu erstandenen Sicht auf die notwendige und wünschenswerte Ordnung verständlich ist, so blieb die weitere Entwicklung medizinischer Grundlagentheorien auch in der Folgezeit – bis in unsere Gegenwart – stets von den Anregungen abhängig, die real empfundene Ordnungsstrukturen oder als ideal ersehnte Alternativen auf das Bewusstsein der Menschen ausübten.

Die Anatomen des Altertums und der Neuzeit mochten noch so viele morphologische Details finden, die Physiologen mochten noch so gute Einsichten in die Funktionen einzelner Körperstrukturen erlangen, die Theorien, die alle diese Details und Einsichten zusammen in ein großes Bild der gesunden und der kranken Vorgänge im Organismus zusammenfügten, diese Theorien kamen aus dem Intuitiven, wo sich die Ängste und die Zuversicht hinsichtlich der gesellschaftlichen Ordnungsstrukturen in ein Verständnis von

Gesundheit und Kranksein des menschlichen Organismus wandelten. Das heißt, die rational gewonnenen morphologischen Fakten und physiologischen Kenntnisse der jeweiligen Gegenwart mussten zwar Eingang finden in die Theoriebildung, aber der Plan, wie diese Fakten und Kenntnisse ein großes Ganzes bildeten, mochte er auch noch so induktiv gerechtfertigt erscheinen, hatte seinen Ursprung stets im Irrationalen.

Im 17. Jahrhundert war die Frage noch längst nicht entschieden, welche Weltanschauung die Heilkunde beherrschen solle. Nach wie vor standen sich die beiden widersprüchlichen Modelle gegenüber, allerdings mit einem starken Übergewicht der nichtmedizinischen Deutung von Kranksein und Gesundheit. Die in der Antike angedachte und bewusst oder unbewusst erstrebte Befreiung von der Bevormundung durch das Numinose, der in der auf Naturgesetzlichkeit begründeten Medizin angelegte Ausweg aus der Abhängigkeit von der Willkür metaphysischer Kräfte, war schon mit dem Ende der Polis, vollends aber mit der Übernahme der geistigen Deutungshoheit menschlicher Existenz durch das Christentum, verblasst und wirkungslos geworden. Das Potential der einstmals erkannten, oder sagen wir zutreffender: postulierten Naturgesetzlichkeit allen Seins lag tief verschüttet unter dem Bewusstsein, in Gottes Hand zu ruhen, das die europäische Gesellschaft insgesamt und ohne jede wirkungsmächtige Ausnahme oder Alternative überdeckte.

Alle Autoren der Renaissance und folgender Jahrhunderte, die sich berufen fühlten, aus Einzeldaten zeitgenössischen Wissens ein umfassendes Theoriengebilde zu erschaffen, das geeignet war, Gesundheit und Krankheit zu erklären, sie alle räumten der göttlichen Macht einen, wenn nicht den entscheidenden Einfluss ein. Bei Hildegard von Bingen (1098–1179), der Äbtissin, sollte uns das nicht verwundern. Sie führte Krankheiten auf moralische Schuld des Menschen zurück und sah die Linderung des Leidens letztlich nur durch geistliches Heil und Reue gewährleistet. Das heißt, sie war von der Existenz einer beobachtenden und wertenden Instanz überzeugt, die menschliche Reue zur Kenntnis nehmen und gleichsam Strafmilderung bewirken konnte. Das hielt sie freilich nicht davon ab, ganz konkrete Arzneimittel für körperliche und geistige

Gebrechen zu beschreiben und den Patienten zu empfehlen. Der Titel eines der ihr zugeschriebenen Bücher, «Schrift über die göttlichen Werke», *Liber Divinorum Operum*, verweist jedoch deutlich genug darauf, wem die Äbtissin die oberste Lenkungsmacht des Schicksals zuerkannte.

Auch Paracelsus, der erste europäische Arzt und Autor, der im Organismus so etwas wie ein chemisches Labor vermutete, bildete keine Ausnahme. Er entwickelte die Lehre von den Entien als Ursache des Krankseins. Mit *ens astrale* bezeichnete er die Gewalt der Gestirne über den menschlichen Leib. Mit gebotener Vorsicht könnte man dies als Hinweis auf die Einflüsse der natürlichen Umwelt auf die menschliche Gesundheit umdeuten. Als *ens veneni* identifizierte er Gifte als Ursache des Krankseins. *Ens naturale* nannte er die körperliche und geistige Konstitution eines jeden Individuums und sah auch hier einen Faktor, der die Gesundheit beeinflusst. Als *ens spirituale* bezeichnete er die Geister, die den Körper erkranken lassen. *Ens dei* schließlich war Gott selbst als der Verursacher von Kranksein. Bei ihm gab es kein Nachfragen, bei ihm blieb alles Sinnen über den Ratschluss, der zu einer Krankheit geführt hatte oder gar den Tod herbeiführte, ergebnislos: mochte er doch in einer Willkür gründen, die unerforschlich blieb.

Ungezählte, hochintelligente und gewissenhaft forschende Wissenschaftler und Ärzte haben in den Jahrhunderten seit der Renaissance den Körper aus nächster Nähe, von innen und außen, betrachtet und allmählich ein überaus beeindruckendes Sammelsurium an Fakten und Erkenntnissen aufgehäuft. Dieses Sammelsurium im Nachhinein als zielgerichtet auf die schließliche Formulierung der Theorie von der «Cellularpathologie» durch Rudolf Virchow (1821–1902) im 19. Jahrhundert hin wirksam anzusehen, wäre freilich ein arges Missverständnis. Erst als die Ordnung der Welt auf die Naturwissenschaften gegründet wurde, erst als die Naturwissenschaften sich als die einzige Weltanschauung erwiesen, die weltweit ungeachtet aller religiösen, ethnischen oder sonstigen kulturellen Unterschiede ihre Wirkmächtigkeit in der Gestaltung menschlicher Lebensumstände zeigte, erst von da an fielen alle die einzelnen Kenntnisse und Fakten wie die Steine eines Puzzles an die «richtige» Stelle und formten ein überzeugendes Bild.

Doch so weit war es im 18. Jahrhundert noch lange nicht. Medizin und nicht-medizinische Heilkunde wetteiferten noch immer in den lange eingefahrenen Positionen ungleicher Stärke miteinander. Da konnte ein Mann namens Johann Peter Süßmilch (1707–1767) ein Buch veröffentlichen, dem er den Titel gab: *Die Göttliche Ordnung in den Verhältnissen des menschlichen Geschlechts, aus der Geburt, dem Tode und der Fortpflanzung desselben erwiesen.* Süßmilch ist der erste bekannte Forscher, der Tod und Kranksein in zahlenmäßige Regelmäßigkeiten überführt. Er gilt als der Ahnherr der Medizinstatistik und Demographie in Deutschland, und so hat sich auch die entsprechende Fachgesellschaft nach ihm benannt.[7] Aber der Anschein des Wissenschaftlers, der ihm damit gegeben zu sein scheint, die Berliner Gedenktafel an seinem Haus nennt ihn gar «Universalwissenschaftler», trifft nicht ganz zu. Wie der Titel seines Hauptwerks andeutet, glaubte der Statistiker Süßmilch zwar eine «Ordnung» in der Häufigkeit von Geburten und Todesfällen zu erkennen, aber es sind, so mutmaßte er, die für den Menschen undurchsichtigen Elemente einer «göttlichen» Ordnung, die die Verhältnisse des menschlichen Geschlechts bedingen, und nicht irgendwelche auf ewig von Willkür und moralischen Normen unabhängigen Naturgesetze, die sich dem Menschen allmählich offenbaren.

Johann Peter Süßmilch war mit derlei Vorstellungen keineswegs ein rückwärtsgewandter, zeitisolierter Sonderling. Er hatte in Jena und Halle Jura, Medizin und Theologie studiert. 1741 diente er als Feldprediger im Ersten Schlesischen Krieg. Nach einer kurzen Amtszeit als Gemeindepfarrer wirkte er ab 1742 als Propst und Oberkonsistorialrat in Berlin-Cölln. 1745 nahm ihn die Königlich-Preußische Akademie der Wissenschaften in ihre Reihen auf. Er pflegte Kontakte zu Gotthold Ephraim Lessing und Immanuel Kant. Diese knappen Lebensdaten belegen deutlich, dass Süßmilch mitten im damaligen Diskurs stand, als er seine Thesen von der göttlichen Ordnung vortrug. Tatsächlich war die Verknüpfung der von ihm mit bislang nicht bekannter Akribie zusammengetragenen Todes- und Geburtsraten mit Gott kein bloßes Lippenbekenntnis. Ganz im Gegenteil, Johann Peter Süßmilch nahm die Regelmäßigkeit der von ihm erhobenen Daten zum Anlass, den Zweiflern seiner Zeit die Existenz Gottes zu beweisen.[8] Wir dürfen davon ausgehen, dass er mit seiner Ansicht nicht allein stand.

Solchem Gedankengut stellte sich nun eine gänzlich andere Sichtweise entgegen. So wie Johann Peter Süßmilch in seinen Schriften die überkommene Sichtweise der unfreien, also auf einen Gott bezogenen Lebensdaten symbolisierte, so steht sein Zeitgenosse Johann Peter Frank (1745–1821) für den Beginn einer neuen Zeit, geprägt von einem erneuten Bemühen, die biologischen Realitäten von Geburt bis Tod nicht als Geschick numinoser Mächte zu begreifen, sondern als Dimensionen einer Lebensqualität, die es in menschlicher Eigenverantwortung zu gestalten gilt.

Wie bereits vor mehr als zwei Jahrtausenden, als die Medizin in der griechischen Polis erstmals den Willen von Freiheit und Unabhängigkeit nicht nur in der politischen Arena, sondern auch im Umgang mit dem eigenen, ganz persönlichen Leben und dessen Verkörperung, dem menschlichen Organismus, zum Ausdruck brachte, so ging auch in der Neuzeit das auf das Ich bezogene Freiheitsstreben mit den Geschehnissen in der politischen Arena Hand in Hand. Man darf nicht fragen, ob das eine das andere bedingte. Man sollte annehmen, dass im menschlichen Bewusstsein eine Ganzheitlichkeit angelegt ist, die die körperlich-geistige Ordnung mit der realen oder als ideal erstrebten Ordnung des Gemeinwesens verknüpft.

Das späte 18. Jahrhundert lebte bereits mit der Maxime der Aufklärung *sapere aude*, «wage es, Deinen eigenen Verstand zu nutzen». Es lebte mit der Forderung nach einem, wie Kant es nannte, «Ausgang des Menschen aus seiner selbst verschuldeten Unmündigkeit». Wissen sollte, gegen den anfänglichen Widerstand weltlicher und vor allem geistlicher Autoritäten, allen Menschen zugänglich sein. Die Vernunft sollte der Maßstab aller Urteile sein, nicht mehr die eng gewordenen Horizonte und Zwänge der christlich-antiken Weltbilder. Alle diese Maximen sind in der europäischen Geistesgeschichte bislang als auf den politisch-kulturellen Bereich wirksam gesehen worden; die Medizin, als Spiegelbild menschlicher existentieller Ängste und Zuversicht, der wohl sensibelste Indikator kulturellen Wandels, ist in diesem Zusammenhang bislang kaum in Betracht gezogen worden.

Johann Peter Frank studierte Medizin, war Leibarzt des Fürstbischofs von Speyer, erhielt eine Professur in Göttingen und wechselte 1785 auf eine Professur in Padua, wo er zugleich zum «Generaldirektor des Medizinalwesens in der österreichischen Lombardei» ernannt wurde. In dieser Funktion schrieb er sein sechsbändiges Hauptwerk *System einer vollständigen medicinischen Policey*, das ihn seither als Pionier der Sozialmedizin ausweist. Frank forderte eine bessere Ausbildung für medizinisches Personal vom Arzt bis zur Hebamme und mag indirekt unzähligen Menschen das Leben gerettet haben. Für uns entscheidend ist, dass er sich von der Süßmilchschen Formel abwandte und von Rousseau beeinflusst behauptete, die meisten Krankheiten der Menschen seien selbst verschuldet und somit auch durch politische Maßnahmen zu verhindern. Nein, nicht Gott oder eine göttliche Ordnung bringt den Menschen Krankheit und Leid – der Mensch selbst bürdet sich diese Last auf. Ungute Arbeits-, Wohn- und Lebensbedingungen sind die Brutstätten des Krankseins. Die Mächtigen sind gefordert, hier Änderungen zu ermöglichen und somit Gesundheit zu gewährleisten.

Johann Peter Frank forderte auch einen «Ausgang aus der selbst verschuldeten Unmündigkeit» – allerdings gebrauchte er diese Formulierung nicht wörtlich. Er sah einen Ausweg aus der selbst verschuldeten Krankheit. Die von Kant angeprangerte selbst verschuldete Unmündigkeit lag für ihn, so müssen wir annehmen, in den Gedanken von Menschen wie Johann Peter Süßmilch. Eine Macht Gottes anzuerkennen als Ursache der *Ordnung in den Verhältnissen des menschlichen Geschlechts, aus der Geburt, dem Tode und der Fortpflanzung desselben erwiesen,* das war die Unmündigkeit, aus der nicht Segen, sondern Leid erwuchs. Die neue Zeit, die Kant und andere in der politischen Philosophie und Johann Peter Frank und zahlreiche Gleichgesinnte in der Gesundheitspolitik einläuteten, stand an der Schwelle, die dann im 19. Jahrhundert überschritten wurde: es war die Schwelle zu einer Medizin, die in zuvor nie gekanntem Maße dem Menschen die Möglichkeit einräumte, seine Lebensqualität selbst zu bestimmen – und wo sie dazu noch nicht imstande war, da bestand die Hoffnung oder auch Gewissheit, dass weitere Forschung, tabufreie Forschung, schließlich wertvollste Früchte trage.

Johann Peter Frank war ein Kind der Aufklärung, aber seine Ideen fielen auch deshalb auf fruchtbaren Boden, weil noch eine weitere Dynamik das öffentliche Leben durchdrang und gestaltete: Kameralistik und Merkantilismus. Das 18. Jahrhundert bedeutete für Europa den Übergang von feudalen Herrschaftsstrukturen mit einer weitgehenden Variabilität der territorialen Zugehörigkeit zu modernen, auf Verfassungen gestützten Staaten. Deren Grenzen konnten zwar durch kriegerische Auseinandersetzungen nach wie vor verschoben werden – und werden bis in die jüngste Gegenwart auch noch verschoben –, der entscheidende Punkt liegt jedoch in der allmählichen Identitätsfindung der Nationalstaaten. Die Zeiten, in denen Hannover auf Grund nationenübergreifender Verwandtschaftsbeziehungen der regierenden Häuser an England fallen konnte, neigten sich dem Ende zu. Könige und auch Kaiser blieben für eine Weile noch im Amt, doch sie waren nun nicht viel mehr als Symbolfiguren an der Spitze «ihrer» Nationen.

Diese Nationen erfuhren ihre Macht und Stärke zunehmend aus monetären Grundlagen. Die Wirtschaftskraft eines Landes erwies sich als entscheidender Faktor in der Konkurrenz der sich herausbildenden Staaten. Für die Heere zur Verteidigung und zum Angriff endete eine Periode, in der ein Herrscher aus seiner Schatulle oder über Schuldverschreibungen und Beuteerlöse einige tausend Österreicher, Ungarn, Schweden und Holländer bunt gemischt in einen Kampf führen konnte, der für diese Soldaten lediglich Tod oder finanziellen Gewinn bedeuten konnte, nicht aber die Identifizierung mit einem nationalen Interesse. Die neuen Nationalstaaten zogen ihre Bürger heran, und es zeigte sich, dass zwei Faktoren die Schlagkraft der Volksheere entscheidend stärkten: die Begeisterung, für ein nationales Anliegen zu kämpfen, und die körperliche Gesundheit, überhaupt kämpfen zu können. Die Wehrkraft eines Staates war umso größer, je mehr gesunde, kräftige junge Männer er mobilisieren und dem Gegner entgegenstellen konnte. Taktik war sicher auch entscheidend. Aber um eine Taktik verwirklichen zu können, bedurfte es ausreichender Menschenmassen. Die preußischen Heeresreformen nach 1807 unter der Leitung des Generals Scharnhorst (1755–1813) waren nicht zuletzt deshalb so erfolgreich, weil sie das Anwerben von Söldnern beendeten und stattdessen ein stehendes Volksheer schufen.

Nicht nur für die Armeen erwies sich die große Zahl gesunder Männer als höchst vorteilhaft, auch für die allerorten entstehenden Manufakturen galt es, über eine «Armee» aus möglichst vielen gesunden Arbeitern zu verfügen. Die Pyramide der Kompetenzverteilung in der jungen Industrie war noch eine echte Pyramide. Am Fuß eine breite Basis fachlich geringqualifizierter Werktätiger, darüber Schicht für Schicht eine immer kleinere Zahl von gut ausgebildeten, technisch versierten Mitarbeitern, bis zu der einen Person an der Spitze. Schlagkräftig, d. h. produktionsfähig war diese Industrie, wenn die Grundschichten groß genug und kräftig genug waren. Es kam auf jeden Mann und bald auch auf jede Frau an. Arbeitsleistung ließ sich direkt aus der körperlichen Gesundheit ableiten.

Johann Peter Frank und andere in Deutschland ebenso wie Kollegen in Frankreich und England entwarfen das Programm einer «Volksgesundheit». Oberflächlich betrachtet kam in ihren Schriften eine möglicherweise rein humanitäre Gesinnung der Autoren zum Ausdruck. Aber diese Gesinnung bot sich sogleich an als die Fassade, hinter der nüchterne Interessen den Staatsregierungen nahelegten, Programme für die Gesundung der Gesamtbevölkerung aufzulegen. Erstmals in der Geschichte der Zivilisationen war Gesundheit nicht mehr persönlicher Selbstzweck, erstmals war Gesundheit nicht mehr ausschließlich von den eigenen finanziellen Möglichkeiten, einen guten Arzt zu konsultieren, abhängig. Erstmals fühlten sich die Regierungen im späten 18., vollends aber im 19. Jahrhundert aufgerufen, die «Volksgesundheit» als politische Aufgabe in Betracht zu ziehen und zu fördern. Gesundheit war nun Mittel zum Zweck, nicht mehr Selbstzweck.

Die Sorge um die Gesundheit übernahm der Staat mehr und mehr als hoheitliche Aufgabe. Pflichtuntersuchungen, Pflichtimpfungen und ungezählte Vorschriften, die die Wohnverhältnisse, die Hygiene des öffentlichen Lebens, die Bedingungen am Arbeitsplatz in der Weise regeln sollten, dass ein höchstmöglicher Gesundheitsschutz gewährleistet sei, ergänzten die bislang einzig bekannte Individualmedizin. Die neue Medizin Europas wandelte sich nicht;

sie wurde ergänzt um die Komponente einer Heilkunde, die sich auf das Wohl aller möglichen gesellschaftlichen Gruppen konzentrierte. Allmählich erkannten die Beobachter, dass manche gesundheitlichen Risiken auf größere oder kleinere Anteile der Bevölkerung zutreffen. Zunehmend definierte die europäische Medizin die Gesundheit der Gesamtbevölkerung nicht ausschließlich, aber doch merklich über die Gesundheit solcher Gruppierungen, die bestimmte Merkmale teilen: Geschlecht, Wohnort, Arbeitsplatz, Alter, religiöse Bindung, ethnischer Hintergrund und manche andere Faktoren mehr wurden als Ansatzpunkte für die Suche nach Risiken und Krankheitsursachen erkannt, die größere Zahlen von Individuen gleichermaßen gefährden und in der individuellen Arzt-Patienten-Beziehung kaum jemals in ihrer überindividuellen Bedeutung wahrgenommen werden können.

Die Sorge um eine möglichst große Zahl gesunder Bürger wirkte sich auch auf die Praxis der Abtreibung aus. England führte als erste europäische Industrienation im Jahre 1803 ein gesetzliches Abtreibungsverbot ein; Frankreich folgte mit dem Code Napoléon im Jahre 1810. Bayern stellte den «Selbstabbruch» seit 1813 unter eine geringere und den «Fremdabbruch» unter eine strengere Strafe. England verschärfte das Gesetz im Jahre 1837 um den Tatbestand einer «frühen Abtreibung», und noch einmal 1861, als Abtreibungen von einem «geringen Vergehen» (*misdemeanor*) zu einem Kapitalverbrechen aufgewertet wurden. Andere europäische Länder gingen ähnlich vor. Der Vatikan, der keine eigenen Interessen an Arbeitskräften und Soldaten hatte, zog erst 1869 nach und belegte die Abtreibung eines frühen Fötus mit der Exkommunikation.[9] 1870 verbot auch das Preußische Reichsstrafgesetzbuch den Schwangerschaftsabbruch; Am 15. Mai 1871 trat die Urfassung des § 218 in Kraft. Die Argumente, die gegen derart strenge gesetzliche Regelungen sprachen, fanden erst wieder in den 1920er Jahren Gehör.

Gegen Ende des 19. Jahrhunderts war die gesellschaftspolitische, weil wirtschaftlich so eindeutige Wichtigkeit der gesamtgesellschaftlichen Gesundheitsfürsorge nicht nur in Kreisen weitsichtiger Mediziner, sondern auch auf höchster politischer Ebene so unzweifelhaft, dass Deutschland als erster Staat, dem andere folgten, ein

System der Sozial- und Krankenversicherung einführte, das sicherstellen sollte, dass wirklich jeder Bürger, unabhängig von seinem gesellschaftlichen Rang und somit unbeschadet seiner Einkommensverhältnisse, in den Genuss einer zeitgemäßen medizinischen Fürsorge kommen könne.

Man mag, mit gutem Grund, diese Entwicklung als einen beeindruckenden Fortschritt in Richtung auf die beiden Ziele der Medizin ansehen. Die Kompetenz der Medizin durchbrach eine in den vergangenen zweieinhalb Jahrtausenden unüberwindliche Barriere nach der anderen. Individualmedizin im Zusammenspiel mit den behördlichen Bemühungen zur Förderung der Volksgesundheit bewirkten therapeutische und präventive Verbesserungen im Kampf gegen das Kranksein, die noch wenige Jahrzehnte zuvor utopisch erscheinen mussten. Die Menschen, so gut es eben der zeitgenössische und immer voranschreitende Wissensstand zulässt, von gesundheitlichen Leiden zu befreien, erschien in immer kürzeren Perioden in immer größerem Maße möglich. Hinzu kommt, dass der Mensch sicher sein konnte, diese Erfolge in eigener Regie, unabhängig, frei von der Rücksichtnahme auf oder Inanspruchnahme von dritten Mächten erreicht zu haben. Das Programm, das Sokrates zweieinhalb Jahrtausende zuvor in der griechischen Polis aufgelegt und mit seinem Leben bezahlt hatte, trug nun die beeindruckendsten Früchte.

Eine der vielen Konsequenzen dieser Entwicklung war die zuvor nie gekannte Hochachtung für den ärztlichen Stand insgesamt. Die Ursache für diese Aufwertung ärztlicher Tätigkeit lag sicherlich zum einen in den nun historisch erstmals weitgehend unabhängig von einzelner Kompetenz garantierten therapeutischen Erfolgen der Mediziner. Die Medizin insgesamt erklomm, so hatte es den Anschein, einen Ruhmesgipfel nach dem anderen, und jeder einzelne Arzt konnte sich im Glanze dieses Ruhmes sonnen.

Doch es kam noch ein weiterer, für das öffentliche Ansehen der Ärzte in Europa bis auf den heutigen Tag möglicherweise sehr viel entscheidenderer Aspekt hinzu. Unter dem Stichwort der Volksgesundheit übertrug die Politik der Ärzteschaft die Anwaltschaft für die Gesellschaft als Gesamtheit. Gefordert war die Gesundheit aller – unabhängig von Status und Einkommen; der Medizin, personifiziert in den Ärzten, kam die Aufgabe zu, dieses Ziel zu erreichen. Die Anwaltschaft für die Gesellschaft als Gesamtheit enthielt das historisch einzigartige Privileg, unangenehme Fragen an die Mächtigen und Besitzenden stellen zu dürfen, wenn die Verbesserung unguter Arbeits-, Wohn- und Lebensbedingungen dies erforderte. Hier sprach niemand mehr von der göttlichen Ordnung, die noch Johann Peter Süßmilch in den Krankheits- und Todesstatistiken erkannt hatte; hier hatte sich die Sicht des Johann Peter Frank durchgesetzt, der Mensch selbst könne entscheidenden Einfluss auf seine Morbidität und Mortalität nehmen.

4. DER DEUTSCHE SONDERWEG

So beeindruckend die Früchte dieser Entwicklung schienen, sie waren nicht alle süß. Das 19. Jahrhundert begab sich mit der Suche nach Volksgesundheit zugleich auf eine schiefe Bahn, die schließlich in Deutschland in eine Katastrophe nie geahnten Ausmaßes mündete. Den Anfang dieser Entwicklung machten Nationalökonomen, die die Sichtweise der Sozialmediziner auf die Strukturen und Funktionen der Nationen übertrugen.

Albert Schäffle (1831–1903) beispielsweise war Professor für politische Ökonomie in Tübingen; er verfasste ein vierbändiges Werk von 2500 Seiten mit dem Titel *Über den Bau und das Leben des socialen Körpers, einen encyclopädischen Entwurf einer realen Anatomie, Physiologie und Psychologie der menschlichen Gesellschaft mit besonderer Rücksicht auf die Volkswirtschaft als socialem Stoffwechsel*. Von liberalen Gegnern als «Kathedersozialist» verunglimpft, sah Schäffle sich selbst als Sozialreformer, der dem Staat die Pflicht zuerkannte, durch entsprechende Politik das Los der Arbeiter zu verbessern. So lag es für ihn nahe, alle gesellschaftlichen Schichten als Teile eines Volkskörpers zu sehen, dessen Gesamtwohl es ebenso zu fördern gilt wie das Gesamtwohl des einzelnen menschlichen Körpers.

Rudolf Virchow, den wir bereits als Schöpfer der «Cellularpathologie» angesprochen hatten, wird zu Recht als der Begründer der Art naturwissenschaftlich orientierter Medizin gefeiert, die heutzutage die Ausbildung des medizinischen Nachwuchses in unseren Universitäten dominiert. In jahrhundertelanger Entdeckertätigkeit hatten ungezählte Anatomen, Morphologen, Pathologen und Physiologen einen gewaltigen Datenberg über den menschlichen Körper und sein gesundes und krankes Dasein angehäuft, der nun durch Virchows Gedanken plötzlich einen gemeinsamen Sinn erhielt: im menschlichen Organismus spielen sich alle physiologischen und pathologischen Grundprozesse in der Zelle ab. Sie sind allein biochemisch und biophysikalisch zu erklären. Virchow wurde zum

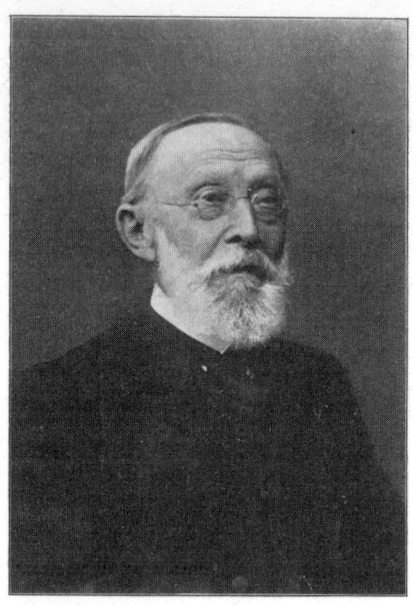

Der Pathologe Rudolf Virchow

offenherzigsten Vertreter des Befreiungspotentials der Medizin. Er ließ als Erklärungsmodelle ausschließlich Chemie und Physik gelten und lehnte die Existenz einer wie auch immer gearteten zentralen Lebenskraft, die außerhalb chemischer und physikalischer Dynamiken stünde, kategorisch ab.

Man mag sich, wie so häufig in der Ideengeschichte der Medizin, fragen, wie der Pathologe Virchow, der sich in seiner wissenschaftlichen Laufbahn nahezu ausschließlich mit der Bewertung toter Organismen befasst hat, Einblick in die Funktion lebender Zellen gewinnen konnte, um daraus seine Theorie zu entwickeln. Virchow, so lässt sich hier zusammenfassend sagen, hat das, was er den Zellen zusprach, nie gesehen. Virchow hat als junger Mann eine demokratische Gesinnung angenommen. Er idealisierte ein Staatswesen ohne monarchische Herrschaft, getragen von den Interaktionen gleichberechtigter, wenn auch nicht gleichbefähigter Individuen. Noch bevor er ein forschender Wissenschaftler wurde, übertrug er seine demokratischen Ideale auf den menschlichen Organismus. Er sprach den Zellen die Funktion zu, die im gesellschaftlichen Organismus der einzelne Mensch ausübt: gleichberechtigt, aber eben nicht alle gleichbefähigt. Wie in der Gesellschaft, dem sozialen Organismus, so mochte Virchow auch im einzelnen Menschen, im biologischen Organismus, keine zentrale Führungsgewalt anerkennen. Er verbrachte sein weiteres Leben damit, die Legitimität seiner gesellschaftspolitischen Projektionen auf den biologischen Organismus wissenschaftlich zu begründen; schon seit mehr als einenhalb Jahrhunderten sieht die akademische Medizin keinen Anlass, sein Bild zu revidieren – es ist ihr Bild.

Sollte hier der Eindruck entstehen, dass wir Rudolf Virchow eine Deutung aufgedrängt haben, die möglicherweise weitab von der Realität und vor allem von seinem Bewusstsein liege, dann dürfte Virchow selbst uns korrigieren. Er war sich stets seiner Doppelrolle als gesellschaftspolitisch und physiologisch denkender und handelnder Mensch bewusst. Er bewunderte und fühlte sich als das, was er den «ganzen Menschen» nannte. Der «ganze Mensch» ist nach Virchows eigener Einschätzung derjenige, bei dem politisches und wissenschaftliches Weltbild eins sind. Virchow konnte gar nicht anders, als das eine mit dem anderen zu vereinen.[10] Im Rückblick auf den Ausgangspunkt der Medizin in der Polisdemokratie der griechischen Antike hat wohl kein zweiter Mensch die beiden Dimensionen der Medizin so perfekt in sich vereint wie Rudolf Virchow. Es ist ohne Zweifel, dass sein Wirken dem Streben nach Leidensfreiheit gute Dienste geleistet hat.

Wer wollte der modernen, nach-Virchowschen Medizin ihre Erfolge in der Vorbeugung, Linderung und Heilung von Kranksein abstreiten? Dem zweiten Ziel der Medizin, das ist das Streben nach Unabhängigkeit von Kräften, die die Länge und Qualität menschlichen Lebens willkürlich oder jedenfalls ohne auf menschliche Wünsche Rücksicht zu nehmen beeinflussen, trug Virchow ebenfalls Rechnung. Indem er allein chemische und physikalische Gesetzmäßigkeiten in der Gestaltung individuellen Lebens walten sah und jegliche Metaphysik strikt zurückwies, legte er dem Menschen, der sich in stetem Mühen in die Details der biochemischen und biophysikalischen Gesetzmäßigkeiten einlas, die Möglichkeiten offen, Länge und Qualität des Lebens selbst zu bestimmen.

Die Medizin liebt und verehrt Rudolf Virchow für dieses doppelte Geschenk. Die weltanschaulichen Gruppierungen, insbesondere die Theologen, die dem von Virchow erneut maßgeblich beförderten Freiheitsdrang skeptisch gegenüberstehen, warnen und mahnen, aber da auch ihre Repräsentanten selbst lange und leidfrei leben möchten, nehmen auch sie das Geschenk Virchows gerne an und konzentrieren ihre Abneigung auf einige wenige spektakuläre

Schauplätze. Im späten 18. Jahrhundert gab die Pockenimpfung Anlass, den Menschen die Grenzen ihrer Freiheit vor Augen zu führen. Kirchliche Kreise beklagten den Eingriff der Menschen in die strafende Autorität Gottes und wiesen das Bemühen, dieser Krankheit die Grundlage ihrer Verbreitung durch einen simplen biochemisch-biophysikalisch legitimierten Eingriff zu entziehen, als unerhört zurück. Es dauerte knapp zwei Jahrhunderte, bis die Weiterentwicklung der von dem englischen Arzt Edward Jenner (1749–1823) in Gang gesetzten Befreiung der Menschheit von der Pockengeißel ihren endgültigen Sieg und Triumph feiern konnte.

Ähnlich argumentierten Theologen, männliche wohlgemerkt, als im frühen 19. Jahrhundert ein Mittel gefunden worden war, das die Maßgabe Gottes, dokumentiert in 1 Moses 2,17, außer Kraft setzte, der zufolge die Frauen auf ewig für die Frivolität Evas, sich eine Frucht vom Baum der Erkenntnis zu pflücken, diese zu essen und auch noch Adam zu demselben Frevel zu überreden, mit dem Schmerz des Gebärens büßen sollten.

Die Medizin, zweieinhalb Jahrtausende nachdem sie mit diesem Ziel angetreten war, vermochte es nun, im frühen 19. Jahrhundert, zunächst durch den Gebrauch von Chloroform und später durch weniger problematische chemisch-physikalische Methoden den Frauen eine weitgehend schmerzfreie Geburt zu gewähren und damit ein Stück Leidfreiheit und Freiheit der Gestaltung der Lebensqualität einzuräumen, das seitdem unzählige Frauen dankbar in Anspruch genommen haben. Die vehementen Proteste zeitgenössischer Priester und gläubiger Ärzte sind rasch abgeebbt. Religiös motivierter Zwang zu einer schmerzhaften Geburt wird zwar bis in unsere eigene Gegenwart hin und wieder aus konfessionsgebundenen Kreissälen berichtet, ist jedoch längst neuen Schauplätzen der Auseinandersetzung gewichen.

Auch die Einführung der sogenannten Antibaby-Pille in der zweiten Hälfte des 20. Jahrhunderts musste theologische Gegnerschaft wecken. Die Kontrolle des menschlichen Geschlechtstriebs den unbarmherzigen Moralvorstellungen der Kirche zu entziehen und die Zeugung aus der Macht und Willkür des Schicksals in die Verfügungsgewalt der Beteiligten selbst zu überführen, war einer der markantesten Meilensteine in der Geschichte der existentiellen

Selbstbestimmung der Menschheit und wird deswegen bis heute von theologischen Fundamentalisten bekämpft. Die Wissenschaft, die sich in ihren Visionen von derlei Widerständen nicht beeinflussen lässt, hat der Medizin ihre Fortschritte beschert.

Rudolf Virchow war ein weitblickender Mann. Er kannte die Versuche des Albert Schäffle und weiterer Zeitgenossen, Wohl und Wehe des Staates mit Physiologie und Pathologie des individuellen Organismus zu vergleichen. Virchow warnte davor, diese Vergleiche zu weit zu führen. Er ahnte, dass aus solcher Gleichsetzung Unheil erwachsen könne. Auf der Versammlung Deutscher Naturforscher in München im Jahre 1877 versuchte er darum, die Tendenz einzugrenzen, die Parallelen zwischen einzelnem Menschen und Staat bis in jedes Detail zu vertiefen: «Man kann den Staat einen Organismus nennen, denn er besteht aus lebenden Bürgern. Man kann den Staat Gesellschaft nennen, denn er besteht aus lebenden Gliedern gleicher Abstammung. Aber damit hat das Vergleichen ein Ende. ... Diese Theorien werden vergröbert und in einer für uns selbst erschreckenden Gestalt an uns zurückkehren.»[11] Welches Unheil sich kaum merklich mit der stetig fortschreitenden Ideologie einer «Volksgesundheit» ankündigte, ist freilich bereits aus einem anderen, auch heute noch häufig zitierten Ausspruch des Pathologen ersichtlich: «Die Medizin ist eine soziale Wissenschaft, und Politik ist weiter nichts als Medizin im Großen.»[12]

Widersprüchlicher konnten die Aussagen Virchows nicht sein. Nur wenige Jahrzehnte nach seinem Tode machte sich die Politik in der Tat daran, Virchows «Medizin im Großen» zu praktizieren. Die Idee der Volksgesundheit hatte konzeptuelle Vorarbeit geleistet. Der Totalitarismus, links als Kommunismus und rechts als Nationalsozialismus formuliert, setzte das Wohl des Volkskörpers über das Lebensrecht des Einzelnen. Es bereitete den Initiatoren solcher Volksgesundheitspolitik keinerlei Probleme, einzelne Volksgruppen gleichsam als «Krebsgeschwüre» im Volkskörper, als «Schädlinge», oder wie auch immer die «Diagnose» einer angeblichen Krankheit und ihrer Erreger lautete, zu identifizieren und genügend Freiwillige zu finden, die sich an der Ausrottung dieser Bevölkerungsteile, an der Vernichtung der «Schädlinge», beteiligten.

Die Wissenschaft hatte auf manchen Feldern zu dieser Perversion des Gesundheitsgedankens beigetragen. Nicht zuletzt die seit dem Ende des 19. Jahrhunderts vielfach beklagte und als Gefährdung zukünftigen Wohlstands bezeichnete Fähigkeit der Medizin, eine große Zahl von schwachen und geistig behinderten Menschen, die vordem früh verstorben waren, nun in ein reproduktionsfähiges Alter zu führen und damit einen bislang als natürlich aufgefassten Auslesevorgang außer Kraft zu setzen, bestärkte das junge wissenschaftliche Fachgebiet der Sozial- und der Rassenhygiene. Hygiene, das war jahrhundertelang das individuelle Bemühen um körperliche Reinheit. Nachdem dem Volkskörper eine Identität zugesprochen worden war, der sich der einzelne Mensch unterzuordnen hatte, lag die Vorgehensweise nahe und wurde weitgehend problemlos «rechts» wie «links» als sinnvoll angesehen, auch dem Volkskörper eine hygienische Behandlung zukommen zu lassen, wenn er denn «beschmutzt» war, um einer beginnenden Krankheit vorzubeugen.

Das medizinische Erregermodell ließ sich ohne weiteres Nachdenken auf den sozialen Organismus übertragen. Die Konsequenzen sind bekannt. Menschen haben sich die Freiheit genommen, anderen Menschen Leid zuzufügen für ein übergeordnetes Ziel der Gesundung des Volkskörpers. Sie haben sich die Freiheit genommen, nicht das Schicksal der eigenen Existenz in die Hände zu nehmen, wie es das doppelte Ziel der Medizin vorgibt, sondern das Schicksal eines imaginären Volkskörpers zu bestimmen, und haben damit gleich beide Ziele der Medizin desavouiert. Abermillionenfaches Leid in einem Zeitraum von nur zwei Jahrzehnten unter Stalinismus und deutschem Nationalsozialismus war der Preis, den Unschuldige für dieses Verbrechen entrichten mussten.

Der Begriff der «Volksgesundheit» ließ sich nach dem Zweiten Weltkrieg in Deutschland aus gutem Grund nicht weiter verwenden – ungeachtet des Erfolgs des aus verwandtem Ideengut entsprungenen Volkswagens. Die Freiheit des Reisens, neue Welten kennenzulernen, die der VW den geschlagenen Deutschen in den 1950er Jahren verhieß, ließ den Makel des Namens rasch vergessen und war weit vielversprechender als die Erinnerung an den im Nachhinein unfassbaren Missbrauch der Vorstellung eines Volkskörpers und seiner Volksgesundheit. Es dauerte lange, bis die Individualmedizin, der in den 1950er, 60er und 70er Jahren zahlreiche Aufgaben übertragen wurden, die man früher dem öffentlichen Gesundheitswesen anvertraut hatte, allmählich wieder um eine Heilkunde erweitert wurde, die den Blick auf die Gefährdung und Gesundung der Bevölkerung insgesamt richtete. Der alte Name freilich blieb tabu, er musste dem englischen *Public Health* den Weg freimachen.

Es gibt in deutschen *Public Health*-Kreisen der Gegenwart allerdings nicht wenige, die kaum bemerkt zu haben scheinen, dass hier nicht alter Wein in neue Schläuche gefüllt wurde. In nostalgischer Illusion sind sie überzeugt, *Public Health* sei eben nur ein neues, politisch korrektes Etikett für ein Gefäß, dessen Inhalte nach wie vor dazu bestimmt sind, ein gesamtgesellschaftliches Interesse an einem insgesamt gesunden Volkskörper in die Tat umzusetzen.

In Deutschland ist nicht zu übersehen, dass *Public Health* ein akademisches Randgebiet ist. Angesichts all der gesundheitlichen Risiken, die die Bevölkerung insgesamt oder in ihren Teilen gleichermaßen gefährden, sollte man denken, dass die vielen Facetten von *Public Health*-Lehre und -Forschung in den medizinischen Fakultäten einen Platz gleichrangig mit der auf das Individuum konzentrierten Medizin verdienen. Das mag schon sein, aber die Hoffnungen der *Public Health*-Vertreter, die nach staatlichen Geldern rufen, um ihre Visionen zu verwirklichen, sind unbegründet. *Public Health* hat nur noch wenig mit dem Konzept einer Volksgesundheit von ehedem gemein.

Vielversprechend und im Fokus der Forschung steht heutzutage das neue Konzept der sogenannten individualisierten Medizin. Es deutet schon von der Formulierung „individualisierte Medizin" her an, dass die Erwartung illusionär ist, die positiven politischen Zielsetzungen der Volksgesundheit könnten unter der Bezeichnung *Public Health* weiterhin verfolgt werden. Nicht mehr die Suche nach Risiken, die eine gesamte Bevölkerung oder zumindest signifikante Teile einer Bevölkerung gefährden, steht im Blickpunkt dieser Medizin, sondern die Anpassung von Therapien an individuelle genetische Gegebenheiten des Einzelnen. Dass diese genetischen Gegebenheiten Ergebnisse von Veränderungen sein können, die, wie es die Epigenetik längst aufgezeigt hat, aus Alltagserfahrungen und -belastungen unterschiedlicher Art herrühren, gilt nicht als Ansatzpunkt der Untersuchungen.

In den USA ist ebenfalls ein Wandel nicht zu übersehen. *Public Health* ist der Name eines ökonomischen Programms, das sich zwischen privaten und öffentlichen Interessenten und Auftraggebern einerseits und einer weiten Bandbreite von Kompetenzen, gesundheitliche Risiken zu erkennen und zu beheben, andererseits vollzieht. Nicht nur die Bezeichnung *Public Health* ist aus den USA nach Deutschland gekommen; auch der Inhalt des so bezeichneten Programms. Die Bloomberg School of Public Health an der Johns Hopkins University ist die älteste und ohne Zweifel höchstes Ansehen genießende derartige Einrichtung in den USA. Sie ist beispielhaft für die neue Tendenz.

5. PUBLIC HEALTH

Ursprünglich nicht zuletzt mit Anregungen aus Deutschland im Jahre 1876 als *School of Hygiene and Public Health* an der Johns Hopkins University in Baltimore/Maryland gegründet, firmiert sie heute nach einer Finanzspritze eines New Yorker Geschäftsmanns und Milliardärs als *Bloomberg School of Public Health*. Die akademischen Leistungen dieser *School* sind ebenso beeindruckend wie die stetig wachsenden Gebäude, in denen fast zweihundert Professoren und zahlreiche weitere Wissenschaftler in mehr als 15 Fachbereichen forschen und lehren. Seit langen Jahren schon bietet die *Bloomberg School of Public Health* nur noch ganz wenigen auserwählten «Angestellten» ein Gehalt; die überwiegende Mehrheit muss persönliches Einkommen und Sachkosten als Drittmittel mitbringen und erhält, bei Interesse der *School* an ihrer Arbeit, gleichsam die akademische Hülle, in der sie als Wissenschaftler ihre Tätigkeit ausüben können.

Die Vitalität und Produktivität der *School of Public Health* in Baltimore sind umso bemerkenswerter, als sie in einem Land steht, das sich selbst dem Gedanken eines sozialen Gesundheitswesens gegenüber äußerst reserviert verhält. Kein amerikanischer Politiker, ob er nun von der guten Sache überzeugt war oder aus den üblichen Zynismen der Macht heraus argumentierte und handelte, war bislang imstande, in den USA ein Gesundheitswesen zu errichten, das dem Ziel der deutschen Variante einer Gesundheitspolitik entsprochen hätte, der Gesamtbevölkerung einen gesicherten Zugang zu einer angemessenen und den medizinischen Kompetenzen der Zeit entsprechenden medizinischen Versorgung zu eröffnen. Verschiedene Ursachen spielen hier eine gewichtige Rolle.

Man könnte die Nachhaltigkeit der Pioniermentalität des «Jeder nach eigenen Kräften» anführen, die in den USA dem Einzelnen in der Besitznahme der *claims*, die das tägliche Leben bietet, sagenhafte Karrieren wie kaum anderswo ermöglicht hat. Die Pioniermentalität bricht immer wieder in solchen Situationen durch, wo ein Ziel in Sichtweite ist, das alle gerne erreichen möchten, aber nur wenige erreichen können. Die wenigen, das sind die Kräftigen, die Durchsetzungsfähigsten, die Rücksichtslosesten. Die oft beklagte Rücksichtslosigkeit der Bergsteiger am Himalaya, wo der erstrebte eigene Erfolg es nicht zulässt, andere am Wege, die in eine Notlage geraten sind, zu versorgen, ist nur ein Hinweis darauf, dass diese Mentalität in vergleichbaren Situationen überall anzutreffen ist.

Nun könnte man vermuten, dass die Zeit des Wettlaufs der Pioniere von der Ost- an die Westküste in den USA lange vorbei ist, dass genügend spätere Menschen auch aus Europa eingewandert sind und die humanitären Ideologien des 19. Jahrhunderts mit sich getragen haben, so dass die alte Pioniermentalität längst überdeckt sein müsste. Dem mag so sein, aber gerade die Einwanderung in die USA von Millionen Menschen aus allen Kulturen aller übrigen Kontinente hat die Situation nicht erleichtert. Tatsächlich ist eine wesentliche Grundbedingung eines öffentlichen Gesundheitswesens, wie es sich in Deutschland und anderenorts in Europa entwickelt hat, in einem Aspekt zu sehen, der auch zur Perversion geführt hat: das ist die Idee, Mitglied eines Volkskörpers zu sein. Nur vor dieser Idee ist Solidarität denkbar. Nicht dass es keine Solidarität zwischen den Angehörigen verschiedener Rassen und Ethnien gäbe. Unzählige Beispiele ließen sich anführen. Aber in einer langfristig aus unterschiedlichen Ethnien und Kulturen zusammengesetzten Gesellschaft, wie es bislang allein die USA sind, setzen sich offenbar nicht die vielen Gutmenschen durch. Für die Mehrzahl der Menschen besteht nach wie vor ein Vertrauensgefälle, das auch ein Solidaritätsgefälle ist, von der unmittelbaren Verwandtschaft zu den Menschen am gleichen Ort, im gleichen Kulturraum, schließlich zu den Fremden. Solidarität kann man an abstrakten Werten wie der Menschenwürde festmachen, aber dem werden nicht alle folgen, wahrscheinlich nicht einmal die Mehrheit.

In den USA ist ein öffentliches Gesundheitswesen, vergleichbar mit dem Deutschlands, auf absehbare Zeit nicht durchsetzbar, weil viel Geld involviert ist, das den Händen nicht unmittelbar Betroffener entzogen werden müsste, um es an ganz anderem Ort, verringert durch die Mühlen einer ewig wuchernden Bürokratie, an Bedürftige auszuzahlen. Es ist in der Regel leichter, einem bedürftigen Familienangehörigen, Nachbarn oder zumindest Angehörigen der gleichen Wertewelt auszuhelfen, als über unkontrollierbare Zwischenstufen Menschen, von denen man gar nicht weiß, ob sie der Unterstützung tatsächlich würdig sind. In Deutschland konnten die Sozialgesetzgebung und die flächendeckende Gesundheitsversicherung zu einem Zeitpunkt eingerichtet werden, als solche Zweifel noch weitgehend unbekannt waren. Die Deutschen fühlten sich als ein Volk in einer Schicksalsgemeinschaft mit weitgehend gleichen Werten und einem Ziel: nationale Stärke. Die Medizin war rational, so wie Virchow sie gefordert hatte: Krankheit war ein nachprüfbarer, exakt, so hatte es den Anschein, zu identifizierender Zustand, zu dessen Therapie es zunehmend rationale Verfahrensweisen gab. Die Bürokratie lag noch in den Händen einer überschaubaren Beamtenschaft – wer hätte da Zweifel hegen können, dass die Pflichtbeiträge, die von den Beitragspflichtigen eingesammelt wurden, auch tatsächlich für einen guten Zweck eingesetzt wurden?

Eine solche Ausgangslage hat es in den USA nie gegeben, und auch wenn es in den USA einen mindestens so hohen Anteil von stets über die Grenzen aller möglichen ethnischen und kulturellen Schranken hinweg hilfsbereiten Menschen gibt wie in Deutschland, so sind doch offenbar der institutionalisierten Solidarität unüberwindliche Grenzen gesetzt. Sie gründen in dem Misstrauen, gar nicht abschätzen zu können, ob das Geld nicht doch in den Taschen solcher Bürger landet, die es sich auf Kosten anderer gut sein lassen und gar keine Solidarität verdienen.

Nicht zuletzt auf Grund einer wohlmeinenden Steuergesetzgebung sind die Bürger der USA sehr viel spendenfreudiger als anderenorts. Die Grundlage solcher Ausgaben ist stets eindeutig: das Vertrauen, für einen guten Zweck gespendet zu haben, der es wert ist. Ob das der private Fernseh- oder Radiosender ist, der ohne Spenden nicht überleben könnte, dem man aber ein weiteres Dasein wünscht, oder aber die Notlage von Kindern oder Katastrophenopfern, denen die kirchliche Kongregation zu Hilfe eilt, der man angehört und der man vertraut, die so bewiesene Solidarität spielt sich vorwiegend ad hoc und über vertrauenswürdige Kanäle ab. Ein wie in Deutschland auf Pflichtbeiträgen der Gesamtbevölkerung gegründetes solidarisches öffentliches Gesundheitswesen lässt sich auf diese Weise nicht errichten. Es wird in den USA noch lange auf sich warten lassen.

Die so eindrucksvolle Vitalität etwa der *Bloomberg School of Public Health* steht zu diesem Befund keineswegs im Gegensatz. Ähnlich der Harvard Universität, die eine vergleichbar erfolgreiche *School of Public Health* unterhält, ist die Johns Hopkins University eine privatwirtschaftlich geführte Hochschule. Der Student zahlt für seine Ausbildung, und er weiß, dass er für ein hohes Wertprodukt zahlt. Besonders begabte, aber nachweisbar mittellose Studenten erhalten finanzielle Unterstützung; eine sozial begründete Auslese, der begabte Jugendliche zum Opfer fielen, findet an den Türen einer solchen Universität nicht statt. Der Absolvent, ob mit oder ohne Stipendium, fühlt sich seiner Alma Mater lebenslang verbunden. Anders als die Straßenbahnmitfahrer-Mentalität der Studierenden in Deutschland, die kostenlos aufspringen, so lange fahren, wie sie Lust haben und irgendwann vielleicht am Ziel wieder abspringen, ohne eine irgendwie geartete positive emotionale Bindung an das Vehikel entwickelt zu haben, dem sie es verdanken, dass sie das Ziel erreicht haben, sind die Absolventen der Universitäten in den USA in der Regel echte Alumni. Sie geben je nach Einkommen im späteren Berufsleben ihrer Alma Mater in materiellen Werten etwas von dem zurück, das sie an Immateriellem mit auf den Lebensweg erhalten haben.

Eine Institution wie die *School of Public Health* der Johns Hopkins University existiert zu einem Teil auf dem Polster von *endowments*, die dankbare Alumni ihr anvertraut haben. Sie finanziert sich zu einem anderen Teil aus Drittmitteln, die die Wissenschaftler aus staatlichen und nicht-staatlichen Fördertöpfen erhalten. Ob es sich um die Suche nach einem vermuteten Allergen handelt, das Millionen Menschen das Leben erschwert, ob es sich um die Anschnallrate von schwangeren Frauen im Auto handelt, ob es sich um Erkenntnisse zum Alkoholmissbrauch und anderen Formen des «substance abuse» oder die «Epidemie» der *street violence* handelt, die Bandbreite der Themen, die das Gesundheitswesen außerhalb der Individualmedizin beschäftigen, ist nahezu grenzenlos. Der Bedarf an dem Wissen, das in einer *School of Public*

Health gewonnen wird, ist entsprechend groß. Die Regierung, vor allem aber privatwirtschaftliche Unternehmen finanzieren ungezählte Projekte, um für ihren Bedarf Daten erheben und analysieren zu lassen.

Die Politik ist gezwungen, oder fühlt sich angeregt, die drängendsten Gesundheitsprobleme mit periodisch wechselnden Programmen abzuhandeln. So stehen Gelder etwa für die Erforschung der Fettleibigkeit, der Tuberkulose oder von HIV/AIDS zur Verfügung, und jeder Wissenschaftler kann sich in seinem Teilbereich darum bewerben, ein Stück von dem großen Kuchen zu erhalten. Auf diese Weise wird die wirtschaftliche Grundlage der *Schools of Public Health* in den USA langfristig gesichert. Nicht zuletzt die außenpolitischen und außenwirtschaftlichen Interessen der USA nutzen die Kapazitäten der *School of Public Health* an der Johns Hopkins University. Entwicklungshilfe im Gesundheitswesen ermöglicht unterschiedlichste Formen der politischen Einflussnahme und dient der Förderung des Exports amerikanischer pharmazeutischer und medizintechnologischer Industrieprodukte. Die enge Zusammenarbeit mit den für die Durchsetzung solcher Interessen zuständigen Behörden sichert daher ebenfalls den Bestand einer solchen School.

Der Begriff einer *Public Health* unterscheidet sich somit grundlegend von dem alten deutschen Konzept der Volksgesundheit. Das Bemühen um Volksgesundheit hatte tatsächlich die Gesamtbevölkerung im Blick und suchte jeden Bürger zu erreichen. *Public Health* verfolgt dieses Ziel nicht. *Public Health* greift einzelne Problemfelder auf, die privatwirtschaftlichen oder behördlichen Instanzen einer Behandlung wert erscheinen. Insofern ist es nicht nur die historische Belastung des Terminus «Volksgesundheit», die eine Weiterverwendung in einer kulturell heterogenen Gesellschaft verbietet. Die Nation ist nicht mehr der eine «Volkskörper», dessen Kopf sich um die Gesundheit aller seiner Glieder kümmern muss. Die demokratische, aufgeklärte Gesellschaft des 21. Jahrhunderts kann immer weniger auf einen einzigen Wertekanon festgelegt werden. *Public Health* bietet die wissenschaftlichen Daten und Handlungsanweisungen für gesundheitspolitische Strategien, die in Teilbereichen der Bevölkerung gewünscht und durchsetzungsfähig sind.

Der Umgang mit der Bedrohung durch HIV/AIDS ist ein gutes Beispiel für die Zeitenwende. Die Partikularinteressen der Hauptbetroffenengruppen haben ein stärkeres Gewicht als der Schutz der nicht Betroffenen. Die lange Zeit gültigen Maßgaben der Seuchengesetzgebung, die an den Interessen der Gesunden ausgerichtet waren, sind im Falle der HIV/AIDS-Krise außer Kraft gesetzt worden, um diejenigen, die bereits Träger des Virus sind, weder in der Ausübung ihrer sexuellen Orientierung noch in Persönlichkeitsrechten wie Anonymität und Schutz vor einer ansonsten unausweichlichen Diskriminierung zu bewahren. Dass auf diese Weise nach Meinung der Experten die Weiterverbreitung des Virus und somit eine zunehmende Schädigung der Bevölkerung als Ganzes in Kauf genommen wird, zeigt, dass die alte Vorstellung von einem «Volkskörper», für dessen Wohlergehen kranke Glieder gleichsam geopfert werden dürfen, heutzutage nicht mehr aufrecht zu erhalten ist.[13] Die Gesellschaft ist auch im Bereich des Gesundheitswesens eine Versammlung von Partikularinteressen, die sich nicht selten gegenseitig widersprechen und einem andauernden politischen Verhandlungsprozess unterworfen sind.

Die Gesellschaft kann sich diese Entwicklung leisten, weil das Ziel der «Volksgesundheit», jeden einzelnen Bürger als gesunden Werktätigen oder Soldaten nutzbar zu machen, keine Gültigkeit mehr besitzt. Erstmals in der Geschichte ist der Kranke für die wirtschaftliche Stärke einer Gesellschaft insgesamt nicht mehr von Nachteil. Im Gegenteil, der Kranke ist ebenso wertvoll wie der Gesunde.[14] Das mag zynisch klingen und ist es doch nicht unbedingt. Die Linderung oder gar Heilung von Kranksein sind auch heute noch die vornehmsten Ziele des täglichen Medizinbetriebs. Aber in zunehmendem Maße entwickelt sich diese Zielvorgabe zu einem Marktgeschehen, das Arbeitsplätze sichert und erheblich zum Bruttosozialprodukt beiträgt. Der Druck auf die Behörden, sich für die Gesundheit eines jeden einzelnen Bürgers einzusetzen, ist gewichen. Die Volksheere, in denen mit einem Höhepunkt in den zwei Weltkriegen des 20. Jahrhunderts Millionen von rudimentär an einfacher Militärtechnik ausgebildeten Soldaten zum Einsatz kamen, sind Vergangenheit. Im Zentrum der modernen Kriegsführung stehen weitreichende Techniken und örtlich begrenzte Operationen kleiner, hochspezialisierter Kräfte, die mit größtmöglicher Mobilität an den verschiedensten Brennpunkten der Welt eingesetzt werden können. Für die Sicherung des Nachwuchses für solche Armeen ist es nicht mehr erforderlich, die Gesundheit eines jeden männlichen (und nun auch weiblichen) Bürgers sicherzustellen.

Auch der zweite Grund für eine solche Gesundheitspolitik ist weggefallen, nämlich der Bedarf an gesunden Werktätigen. Vollbeschäftigung ist kaum mehr möglich. Insbesondere auf der Ebene geringqualifizierter Arbeitskräfte, aber nicht nur dort, bietet die produzierende Industrie heutzutage nicht mehr genügend Arbeitsplätze, die eine Sicherung der Gesundheit und somit der Arbeitskraft der Gesamtbevölkerung erforderten. Indem der Druck auf die Politik gesunken ist, Gesundheit für Alle zu erstreben, hat sich auch der gesellschaftliche Stellenwert der Gesundheit insgesamt geändert. Johann Peter Frank steht für den Beginn einer Periode, in der Gesundheit vom Selbstzweck zum Mittel zum Zweck avancierte. Der Staat des 19. und frühen 20. Jahrhunderts hat die «Volksgesundheit» nicht aus Gründen einer humanitären Moral gefördert. Er hat sich der Argumente einer humanitären Moral und der Institutionen, die sich der Durchsetzung einer derartigen Moral verpflichtet fühlen, bedient, um übergeordnete Interessen zu verfolgen.

Wollte man das Ende dieser Periode wiederum auf eine Persönlichkeit fokussieren, die stellvertretend für andere den Epochen- und Politikwandel symbolisiert hat, so fiele der Blick möglicherweise auf die Frau, die bis zu ihrer Abwahl im Jahre 2009 länger als jedes andere Regierungsmitglied die deutsche Gesundheitspolitik geprägt hat, die seinerzeitige Bundesgesundheitsministerin Ulla Schmidt (geb. 1949).

Hervorgegangen aus der Ideenwelt des Kommunistischen Bundes Westdeutschland (KBW) und der vorbehaltlosen Bewunderung Mao Zedongs, hat sie schließlich in der Sozialdemokratie eine geeignete Plattform gefunden, um ihre Vorstellungen weitgehend verwirklichen zu können. Ihr Programm zielt insbesondere auf die Abwertung der bürgerlichen Experten, die zwei Jahrhunderte lang im Zentrum der Kompetenz der medizinischen Versorgung der Bevölkerung standen, nämlich Ärzte und Apotheker, und die

Übertragung der Leitungskompetenz im Gesundheitswesen an von Funktionären verwaltete Bürokratien, das sind die gesetzlichen Krankenkassen. Nutznießer dieser Entwicklung sind nicht zuletzt die Industriezweige, deren Produkte als Pharmaka oder als diagnostische und therapeutische Techniken die Kommerzialisierung des Gesundheitswesens tragen und deren Gewinninteressen zunehmend die Entwicklung des medizinischen Umgangs mit Kranksein bestimmen. Johann Peter Frank und Ulla Schmidt konnten ihre Vorstellungen nur deshalb in die Gesundheitspolitik einbringen, weil sie beide von einem Zeitgeist getragen wurden, der ihr Vorgehen stützte und an die Oberfläche hob, während er alternative Vorgehensweisen schwächte und in die Bedeutungslosigkeit abdrängte. Weder Johann Peter Frank noch Ulla Schmidt haben die Gesundheitspolitik ihrer Zeit aus eigenem Ingenium erfunden und eigenverantwortlich geprägt; beide wurden von den Fäden übergeordneter Interessen aus der großen Masse der Akteure unterschiedlichster Überzeugungen herausgezogen, um diese Interessen nun auf der großen Bühne in weithin sichtbarem Rollenspiel umzusetzen. So ist verständlich, dass die in der wachsenden Konkurrenz der Nationalstaaten ausformulierten merkantilistischen Zielsetzungen des späten 18. und dann des 19. Jahrhunderts ungeachtet der noch weitverbreiteten autokratischen oder feudalen Herrschaftsstrukturen mit dem Arzt und Rousseau-Anhänger Johann Peter Frank eine Politik initiierten, die das Ideal einer «Gesundheit für alle» anstrebte, während die ökonomischen Bedingungen des späten 20. und frühen 21. Jahrhunderts eine sozialistische Gesundheitsministerin langfristig im Amt halten, die die Bevölkerung aufruft, sich um die Sicherung ihrer Gesundheit zunehmend selbst zu kümmern. Wie zweitrangig die ideologische Einordnung der für die sogenannte Gesundheitspolitik zuständigen Ressortchefs für die Dynamik des Gesundheitswesens ist, zeigt sich an der folgenlosen Auswechslung der Sozialdemokratin Ulla Schmidt gegen einen Freidemokraten und Arzt nach den Bundestagswahlen im Jahre 2008.

Nicht nur in dem Wandel der Medizin als Kernfach des Gesundheitswesens werden die zunehmende Belanglosigkeit politischer Einflussnahme und die, man darf wohl sagen, scheinheiligen Appelle an die Bürger, selbst für ihre Gesundheit zu sorgen, deutlich.

In seinem Buch *Die Essensfälscher* hat Thilo Bode den Blick darauf gelenkt, wie die Lebensmittelindustrie national wie international an einem durchaus bemerkenswerten Gesundheitsskandal ursächlich beteiligt ist, der die individuelle körperliche Befindlichkeit ungezählter Bürger erkennbar negativ beeinträchtigt und gleichzeitig die ökonomische Lage der Gesamtgesellschaft verbessert. Unwidersprochen kann der Autor von einer „Körperverletzung durch Irreführung" seitens der Lebensmittelindustrie sprechen. Die Politik schützt – ohne dass eine einzige politische Partei oder eine Koalition verschiedener Parteien hier nachhaltig Einspruch zu erheben scheint – die kommerziellen Interessen der Lebensmittelindustrie gegen die Erkenntnis, dass deren Produkte durch geschickte Werbung zu einem für viele Menschen gesundheitsschädigenden Überverzehr von Fett, Zucker und Salz führen.

Die am leichtesten durch Geschmacksemotionen verführbaren Kinder werden zum Genuss unmäßiger Mengen von z. B. Zucker angeregt, während gleichzeitig die Opfer solcher Werbung durch Hinweis auf angeblich mangelnde Bewegung als für ihr Übergewicht selbst verantwortlich gebrandmarkt werden. Die Fragwürdigkeit dieser Schuldzuweisung ist schnell ersichtlich, da es schlicht unmöglich ist, den durch die Werbung erzeugten Übergenuss durch sportliche oder sonstige Bewegung auszugleichen. Zwar weisen manche Wissenschaftler und Beobachter seit geraumer Zeit und mit zunehmender Beharrlichkeit auf diesen vermeintlichen Missstand hin, sie vermögen aber bislang noch keine ausreichende Unterstützung bei den politisch Verantwortlichen zu erzeugen, die – so die naive Ansicht – diesem Treiben Einhalt gebieten könnten.

Auch die gesetzlichen Krankenkassen lassen nur oberflächliche Warnungen erklingen, ohne ihre Kompetenz oder gar wirtschaftliche Macht in die Aufdeckung des Skandals und seine Verringerung oder gar Beseitigung einzubringen. So steht zu vermuten, dass den gesetzlichen Krankenkassen die Steigerung ihres Umsatzes näher liegt als der Versuch, durch konkrete Einflussnahme ihre Ausgaben zu senken. Einem kleinen Staat wie Dänemark, dessen eigene Lebensmittelindustrie zu unbedeutend ist, bleibt es bisher und wohl noch auf geraume Zeit vorbehalten, die sogenannte Ampelkennzeichnung für Lebensmittel durchzusetzen. Die auf dem deutschen

Markt mit Absicht für den Verbraucher ebenso undurchsichtig wie irreleitend gestalteten Kennzeichnungen, die bislang noch alle Minister, gleichgültig welcher Partei sie angehörten, an der Spitze des angeblich den Verbrauchern gewidmeten Verbraucherministeriums haben durchgehen lassen, zeigen auf, wo die Macht im Staate liegt.

Gesundheit, so kann man auch aus diesem Nebenschauplatz der Medizin schließen, ist eben kein politisches Ziel, das über die kommerziellen Interessen der Marktwirtschaft erhaben ist. Die krankmachenden Lebensmittel erzeugen schließlich einen vielfachen Bedarf an unterschiedlichsten ökonomisch und kommerziell relevanten Leistungen, und die Nachfrage nach und Lieferung dieser Leistungen sind es, die unser Wirtschaftssystem insgesamt in Schwung halten. Die Politik, das zeigt sich im Lebensmittelsektor wie auch im Gesundheitswesen, besitzt keine entscheidende Lenkungskompetenz; sie folgt übergeordneten Interessen.

Der im Banne solcher übergeordneter Interessen eingeleitete Epochenwandel der Medizin, das heißt der Wertewandel im Umgang mit der Gesundheit, den wir gegenwärtig miterleben, könnte kaum tiefgreifender sein. Die griechische Polis hat vor zweieinhalb Jahrtausenden die Medizin als ein Programm der Freiheit hervorgebracht: es galt, die Freiheit des Einzelnen von körperlichem und seelischem Leid zu erkämpfen, die Freiheit des Einzelnen, die Qualität und die Länge seines Lebens selbst zu bestimmen, unabhängig von metaphysischen oder sonstigen Kräften außerhalb menschlicher Zugriffsmöglichkeiten. Bis in das späte 18., frühe 19. Jahrhundert konnte die medizinische Kompetenz am Krankenbett kaum Fortschritte verzeichnen. Aber immerhin, unzählige Autoren veröffentlichten ihre Erkenntnisse, wie man den beiden von der Medizin erstrebten Zielen näherkommen könne.

In der Epoche der Volksgesundheit vom späten 18. bis in die Mitte des 20. Jahrhunderts wurden die Grundlagen gelegt für die bislang in der Geschichte der Medizin beeindruckendsten Fortschritte klinischer Tätigkeit. Die Chirurgie, moderne Pharmaka bis hin zu den Antibiotika und die Eliminierung ungezählter Gefahrenquellen für die Gesundheit aus dem täglichen Leben bewirkten einen enormen Fortschritt in dem Bemühen, die Länge und die Qualität des Lebens menschlichen Wünschen anzupassen und dem

Einfluss des von wem auch immer gesteuerten Schicksals zu entrinnen. Die Verantwortung für die individuelle Gesundheit war geteilt, zwischen den Anstrengungen des Individuums und der für das Individuum tätigen Heilberufe einerseits und den gesundheitspolitischen Eingriffen des Staates andererseits. Zwar ließ die Unberechenbarkeit etwa der Krebserkrankungen nach wie vor an eine Willkür der Schicksalsmächte glauben, aber es war das explizite Ziel der medizinischen Forschung nach den Erfolgen in der Seuchenbekämpfung, nach der Identifizierung und erfolgreichen Kontrolle der Erreger von Pocken, Cholera und anderen jahrtausendealten Geißeln der Menschheit, auch solchen Krankheiten wie dem Krebs seine offensichtliche Willkür zu nehmen und den Schrecken zu bannen.

In der neuen Zeit ändern sich die Parameter der Gesundheit erneut. Die Ziele der Medizin bleiben dieselben, aber die Umsetzung erfolgt unter anderen Prämissen. Die erste Voraussetzung für die neue Entwicklung bildete die Errichtung von Krankenhäusern und die Verlagerung der medizinischen Betreuung von Patienten aus der eigenen Wohnung in diese Einrichtungen. Bis zu dieser Zeit existierten zwar in manchen Klöstern kleine Krankenstuben, in denen Pilger versorgt wurden. In den Städten jedoch waren bestenfalls Asyle für arme und alleinstehende Alte, Kranke und «Irre» vorhanden, die der Verwahrung, nicht aber der ärztlichen Betreuung dieser bemitleidenswerten Personengruppen dienten. Das änderte sich grundlegend erst im 18./19. Jahrhundert. Mit der Errichtung von größeren Krankenhäusern in kommunaler oder kirchlicher Trägerschaft zog notgedrungen das Konzept der Investition in die Gesundheitspolitik ein.

Es wurden Strukturen errichtet, die weit über die finanziellen Fähigkeiten des einzelnen Patienten und seines Arztes hinausreichten. Auf dem Weg zu der Freiheit von körperlichem und seelischem Leid erzielte die Medizin in diesen Strukturen einen nie gekannten und wohl auch zuvor nie für möglich gehaltenen Fortschritt. Zugleich wurden der Menschheit immer größere Freiheiten eingeräumt, die Länge und Qualität des Lebens in Selbstbestimmung zu formen. Der einzelne Mensch freilich erhielt diese Freiheit in nur begrenztem Maße. Die Entscheidungsbefugnis verlagerte sich mehr und mehr in die Hände überindividueller Kräfte.

Die Entwicklung des Krankenhauses zum Zentrum von Diagnose und Behandlung von Kranksein, aber auch zu dem bevorzugten Ort der Geburtshilfe, des pflegebedürftigen Alterns und des Sterbens, ging einher mit der Entwicklung diagnostischer und therapeutischer Technologie, deren Anschaffungskosten die Mittel der herkömmlichen ärztlichen Praxen sprengten und das Engagement kommunaler oder größerer privatwirtschaftlicher Einheiten erforderten. Damit wurde die Investition unwiderruflich in die Abhängigkeit von Amortisations-, wenn nicht gar Renditestrategien einbezogen.

6. APOTHEKER UND ÄRZTE:
DER VERLUST DER UNABHÄNGIGKEIT

Apotheker

Das moderne Krankenhaus hat lange Jahrzehnte unter ärztlichen Direktoren die ökonomischen Gesetzmäßigkeiten vernachlässigen können. Das Ideal, jedem Patienten die bestmögliche Versorgung allein aus ärztlicher Perspektive zuzugestehen, überließ die stetig wachsenden enormen finanziellen Defizite kommunalen oder kirchlichen Trägern. Mit der schwindenden Steuergrundlage der Kommunen und der wachsenden finanziellen Not kirchlicher Institutionen seit den 1980er Jahren fanden schließlich betriebswirtschaftliche Kriterien Eingang auch in das Krankenhausmanagement. Die Hintanstellung ärztlicher Perspektiven hinter die Maximen kostengünstiger Kalkulation ging einher mit der wachsenden Entfremdung der Gesundheitspolitik von den bisherigen Entscheidungsträgern im Gesundheitswesen, den Ärzten und den Apothekern.

Der Beruf des Apothekers war bis zu der gerichtlichen Verfügung der Niederlassungsfreiheit im Jahre 1956 ein privilegierter Beruf. Um dem Apothekenbesitzer ein angemessenes Einkommen zu sichern, waren einerseits die Preise der von ihm noch selbst herzustellenden Arzneien in einer behördlich festgelegten Taxe fixiert, andererseits wurde die Konkurrenz durch die weite regionale Streuung der Apotheken in Grenzen gehalten. Somit zählte der Apotheker zu den geschützten Standesberufen. Die Inhalte und die Durchführung seines Studiums unterlagen staatlicher Kontrolle; den Abschluss bildete ein Staatsexamen, dem eine behördliche Approbation folgte. Der Apothekerberuf war Teil des auf das Ziel der Volksgesundheit ausgerichteten Gesundheitswesens. Die ordnungsgemäße und kompetente Versorgung der Bevölkerung mit Medikamenten durch Apotheker, die ein angemessenes Einkommen und eine stete behördliche Überwachung davor bewahren sollten, aus Eigennutz die Standesehre zu verletzen und das eigene finanzielle Wohl über das Wohl des Patienten/Kunden zu stellen, bildete einen höheren Wert als die Freiheit des Geschäftsmanns, sich an jedem beliebigen Ort niederzulassen.

Mit der Niederlassungsfreiheit begann die Deprofessionalisierung, mit anderen Worten: die Minderung der fachlichen Unabhängigkeit der Apotheker. Zahlreiche approbierte angestellte Apotheker nutzten die neue Möglichkeit, in eigener Verantwortung eine Apotheke eröffnen zu können; es begann die Zeit der Konkurrenz und der wirtschaftlichen Bedrängnis vieler alter und neu gegründeter Apotheken. Der wachsende Zwang, aus rein wirtschaftlichen Gründen den Patienten vermehrt als Kunden zu sehen und zum Kauf auch solcher Medikamente zu drängen, die über das Notwendige hinausgehen, trat zunehmend in Konflikt mit den fachlichen Ansichten des Apothekers.

Zwei traditionelle Prinzipien blieben allerdings auch weiterhin in Kraft, das waren das Verbot des Fremd- und des Mehrbesitzes. Um zu verhindern, dass fachfremde Geschäftsinteressen die Herstellung und Abgabe der Arzneimittel nach anderen als standesethischen Kriterien bestimmten, war es nicht möglich, wenn man nicht approbierter Apotheker war, eine Apotheke zu eröffnen und einen Apotheker etwa als Geschäftsführer anzustellen. Der Besitzer war für den gesamten Betrieb verantwortlich, so dass es einem Apotheker auch nicht möglich und auch nicht gestattet war, mehr als eine Apotheke zu besitzen und zu führen. Das Prinzip des Mehrbesitzes ist seit wenigen Jahren ausgesetzt worden; das Prinzip des Fremdbesitzes wird ihm folgen.

Die bewusst von politischer Seite herbeigeführte Zerstörung der traditionellen deutschen Apothekenstruktur hat die Ausgrenzung eines unbequemen Experten aus dem Zentrum des Gesundheitswesens zum Ziel. Unbequem ist der Apotheker, wenn er auf der Grundlage relativer finanzieller Sicherheit seine fachliche Kompetenz konsequent in die Beratung seiner Kunden/Patienten einbringen kann. Diese Rolle muss alle diejenigen stören, die hierin eine Barriere für einen ungehinderten Fluss von Pharmaprodukten zu den potentiellen Verbrauchern erkennen. Der Pharmakonsum stellte in den alten Strukturen einen wirtschaftspolitischen Anachronismus dar. Die Abgabe erfolgte nicht unter den preissenkenden Kriterien der Konkurrenz; der Apotheker war nicht gezwungen, Strategien des Marketings zu entwickeln, um einen künstlich gesteigerten Verbrauch anzuregen, wie es in anderen Konsumfeldern üblich ist. Folglich bot sich hier eine Angriffsfläche, die von der Politik und entsprechend gesinnten Juristen ausgenutzt wurde. Unter der Losung, durch Konkurrenz niedrigere Preise herbeizuführen und so dem Verbraucher zu nützen, wurde die wirtschaftliche Situation der Apotheken verschärft. Berichte in der Presse über den angeblich weitverbreiteten schlechten Beratungsservice der Apotheken dienen in periodischer Wiederkehr dazu, das Image der traditionellen Apotheke herabzusetzen. Die Interessen, die hinter diesen Bewertungen stehen, sind schnell zu erkennen. Als Mittel gegen die Mängel in den bisherigen Strukturen fordern die Autoren nicht die Wiederherstellung der ökonomischen Sicherheit der Apotheker und damit des einzig möglichen Weges zu einer fachlich seriösen, weil vom Ergebnis finanziell weitgehend unabhängigen Beratung. Gefordert wird stattdessen, endlich dem Fremdbesitz und Kettenbesitz die Tür zu öffnen, obschon allen Beteiligten bewusst ist, dass dies allein der Umsatzsteigerung, nicht aber dem individuellen Interesse der Patienten dienen wird.

Fremd- und Kettenbesitz ist in manchen Ländern bereits Wirklichkeit. So zum Beispiel in China. Dort sind die Apotheken für Arzneien der westlichen Medizin fast ausschließlich im Besitz von Nicht-Apothekern und werden als Ketten von großen Investoren geführt. Das Personal wird zu 70 Prozent von den Pharmaherstellern abgeordnet und finanziert, mit der Maßgabe, die «Kunden» von den Vorzügen der jeweiligen Produkte ihres Arbeitgebers zu überzeugen. Der professionell fachliche Rat, den der Apotheker im herkömmlichen Apothekenwesen Deutschlands geben konnte und für den er auf wissenschaftlich anspruchsvollstem Niveau ausgebildet war, hat in diesem Kettensystem keinerlei Berechtigung. Ziel ist nicht das fachlich bewertete Wohlergehen der Patienten; Ziel ist die Rendite- und somit Gewinnmaximierung der Investoren.

Da es sich bei den in diesen Apotheken zum beliebigen Konsum freigegebenen Waren um freiverkäufliche, also nicht rezeptpflichtige Arzneien handelt, kommt die eigentliche Aufgabe eines seriösen Umgangs mit der Verschreibung von Medikamenten in dem neuen System in erster Linie dem Arzt zu. Es ist verständlich, dass Ärzte, die in der Regel nicht in der Arzneikunde ausgebildet waren, die Apotheker über lange Jahrhunderte als eine unangenehme Kontrollinstanz angesehen haben, die ihnen gleichsam über die Schulter auf den Rezeptblock schaut. Doch diese Genugtuung ist kurzsichtig, denn die Ärzte selbst werden in ihrem Verschreibungsverhalten zunehmend entmündigt.

Der Apotheker als Arzneisachverständiger und uneigennütziger Berater hat in der Zukunft der Kettenapotheken langfristig keinen Platz mehr. Es steht zu erwarten, dass die Aufgaben der Beratung durch die Werbung ersetzt werden, die nun zunehmend auch für rezeptpflichtige Medikamente erlaubt ist. Auch die Hinweise auf Verträglichkeiten verschiedener gleichzeitig einzunehmender Medikamente obliegen nicht mehr dem Apotheker. Unabhängig von dessen Wissensstand können solche Hinweise aus dem Patientenchip kommen, der alle Medikamentenverschreibungen mit den persönlichen Daten und bisherigem Arzneikonsum des Patienten-Kunden speichert und somit computergestützt und verlässlich Warnungen nach neuestem Stand des Wissens abgeben kann.

Damit ist ein weiterer entscheidender Vorteil angesprochen, den der Fremd- und Kettenbesitz im Apothekenwesen für Politik und Industrie neben der offensichtlich nützlichen Marginalisierung des Freiberuflers und neben der von Industrie anzustrebenden Beseitigung eines allein fachlichen Bedenken verpflichteten Arzneimittelberaters hat. Die Apotheken haben sich bereits jetzt auf das für die Patienten ebenso attraktive wie riskante Spiel der Datensammlung eingelassen. Für die Patienten ist momentan noch der Aspekt wachsender Sicherheit bei der Einnahme von Arzneien entscheidend. Wenn der Computer in der Stamm-Apotheke alle Verordnungen speichert, dann kann er auch eine Warnung aussprechen, wenn sich verschiedene Medikamente im Organismus nicht vertragen. Solange Apotheken im Einzelbesitz approbierter Apotheker verbleiben, verbleiben auch die Patientendaten in der einzelnen Apotheke. Ziel der Befürworter von Fremd- und Kettenbesitz ist es jedoch, diese Daten zentral verwalten und auswerten zu können. Erst dann erfüllen sie ihren ökonomischen und ihren politischen Zweck. Die ökonomischen Nutznießer können diese Daten auswerten, um das pharmazeutische Marketing zu optimieren; die politischen Nutznießer erhalten mit diesen Daten ein bislang nicht gekanntes Machtmittel, das die Steuerung der Gesellschaft über die Schwächen eines jeden einzelnen Menschen erlaubt. Da linke Politik ebenso wie die Sachwalter der Industrie hier gemeinsame Interessen verfolgen, wird es über kurz oder lang zu den entsprechenden Veränderungen kommen.

Die so teure Ausbildung des Apothekers wird im Handverkauf nicht mehr benötigt; die chinesische Situation wird auch für Deutschland Modell sein. Dies nicht zuletzt, da der angesehene Grünen-Politiker Kuhn sich für das Kettenmodell einsetzt und somit diesem Geschäftsmodell und den Interessen der Industrie den grünen Segen der Zukunftsverträglichkeit erteilt.

Ärzte

Nachdem der Apotheker vom Arzneisachverständigen und kompetenten Berater medizinisch-pharmazeutischer Laien zum Verwalter des Arzneikonsums degradiert wurde, bleibt der Arzt als letztes Hemmnis einer rationalisierten medizinischen Marktwirtschaft. Auch dies wird sich ändern. Faszinierend ist auch hier der Zusammenfluss linker und industriefreundlicher politischer Interessen. Konservative politische Kreise schützen nicht etwa den Apotheker als Mittelständler, und aus den weiter oben geschilderten Ursachen stehen sie auch nicht mehr unter dem Druck, für eine gesunde Gesamtbevölkerung sorgen zu müssen. Sie suchen den Erfolg in der Ausweitung der freien Marktwirtschaft und erwarten die Unterstützung der Hersteller für ihre Parteien, wenn sie dem ungehinderten Abfluss von deren Produkten zu den Patienten-Kunden freie Bahn schaffen. Um dieses Ziel zu erreichen, bedienen sie sich derselben Mittel wie die linke Politik, die allerdings langfristig eigene Ziele verfolgt.

Es kann nur auf den ersten Blick überraschen, dass sich ein früher den Freien Demokraten und nun der Sozialdemokratie verpflichteter Politiker wie Günter Verheugen für die bislang in der EU verbotene Werbung für rezeptpflichtige Medikamente einsetzt. Der von geschickter Werbung ausgelöste Druck solcherart «informierter» Patienten auf ihre Ärzte führt nicht notwendig zu Nachteilen oder gar Schäden für die Patienten; der Effekt der Freigabe der Werbung für verschreibungspflichtige Arzneimittel liegt vor allem in der für alle politischen und ökonomischen Interessengruppen vorteilhaften Marginalisierung der Ärzte in solchen konsumrelevanten therapeutischen Entscheidungen.

Der Mittelstand bietet kaum linkes Wählerpotential. Es kann also niemals Ziel sozialistischer Politik sein, Ärzte und Apotheker als mittelständische Unternehmer in ihrer Existenz zu sichern. Für eine weitsichtige derart ausgerichtete Politik bietet sich im Gesundheitswesen die vorübergehende Verlagerung der Entscheidungsmacht und Gewinnmaximierung auf zwei ursprünglich nachgeordnete Akteure an. Dies sind zum einen die gesetzlichen Krankenkassen und zum anderen die Herstellerindustrien. Gesetzliche Krankenkassen sind in ihrer eigentlichen Zweckbestimmung nichts anderes als Verwaltungsbürokratien. Sie wurden vor mehr als einhundert Jahren geschaffen, um in der nationalen Solidargemeinschaft Pflichtbeiträge der Gesunden einzusammeln und für die medizinische Versorgung derer wieder auszugeben, die sich aus eigener Kraft eine angemessene Behandlung nicht leisten können. Der ursprüngliche Sinn des reinen Vermittelns in der Solidargemeinschaft ging in dem Moment verloren, als die Politik die gesetzlichen Krankenkassen als ideale Alternative für die ungeliebte Leitungsmacht der Ärzte im Gesundheitswesen erkannte.

Aus dieser Sicht sind die gesetzlichen Krankenkassen willkommene Partner. Über die Stärkung der gesetzlichen Krankenkassen ist es ein Leichtes, die mittelständischen Apotheker- und Arztexistenzen zu verdrängen. Wenn erst einmal dieser Schritt vollzogen ist, liegt es nahe, die gesetzlichen Krankenkassen zusammenzufassen und als eine staatliche Behörde neu zu strukturieren.

Die Arbeit der gesetzlichen Krankenkassen könnte grundsätzlich in einfachen Verwaltungsgebäuden verrichtet werden. Dies ist jedoch schon seit langem nicht mehr der Fall. Die Krankenkassen, gesetzliche und private, haben sich mit Billigung der Politik zu eigenen Industrien mit weitgestreuter Produktpalette, einem Bedürfnis der Selbstdarstellung und ausgefeilten Marketingstrategien zur erfolgreichen Konkurrenz mit Mitanbietern in der Gewinnung von Kunden gewandelt. Die aus Pflichtbeiträgen der Versicherten erworbenen, aber für sachfremde Zwecke ausgegebenen Gelder der gesetzlichen Krankenkassen stehen selten im Zentrum öffentlicher Debatte.

Mit der Einführung des Gesundheitsfonds am 1. Januar 2009, der den Krankenkassen Gelder auch auf der Grundlage der Eigenarten der Versicherten zuweist, kam ein bislang völlig unbekannter Marketinganreiz zum Tragen; es zahlt sich für die gesetzlichen Krankenkassen aus, wenn ihre Mitglieder mit möglichst schweren, d. h. kostenintensiven Krankheiten diagnostiziert werden. 80 Krankheiten werden von dem so genannten Morbiditäts-Risikostrukturausgleich (kurz: Morbi-RSA) erfasst; Krankenkassen, deren Patienten mit einer dieser 80 Krankheiten diagnostiziert und behandelt werden, erhalten dafür den so genannten Morbi-Zuschlag. Das möchten einige der Krankenkassenmanager nicht dem Schicksal überlassen und schon gar nicht den Ärzten, die ausgebildet wurden, ihre Patienten fachlich-ethisch, nicht aber im Gewinninteresse der Krankenkassen zu therapieren. «Zielgerichtetes Verkranken zur Optimierung des Morbi-RSA», also der Zuschläge, die eine Krankenkasse aus dem Gesundheitsfonds erwarten darf, nennen Krankenkassenmanager das neue Geschäftsmodell. «Man könne davon ausgehen», so der Vorstand der Betriebskrankenkassen Landesverband Bayern, Prof. Dr. Jörg Saatkamp, «dass die Zahl der Diabetes-Fälle in Deutschland künftig stark ansteigen werde, da hier die Kassen bei den Krankenkassen klingeln.»[16] Erste Beobachtungen aus der Praxis zeigen, dass Vertreter der Kassen bei Ärzten vorstellig werden, um sie, möglicherweise auch mit geldwerten Argumenten, zu einer entsprechenden Änderung ihres diagnostischen und therapeutischen Verhaltens zu bewegen.

Nicht alle Kassen werden von solchen «Verkrankungsstrategien» profitieren können; diejenigen, die sich durch die neuen Regelungen gefährdet sehen, halten mit Worten nicht zurück, um die aus Sorge um die wirtschaftlichen Gewinne, nicht aber um das individuelle Wohlbefinden ihrer Versicherten zu erwartenden Strategien ihrer Kollegen öffentlich anzuprangern.[17]

Sinnvoll ist es auch für die gesetzlichen Krankenkassen, mit den Anbietern von medizinischen Leistungen gleichsam Lieferverträge abzuschließen, die für einzelne Produkte, also die Therapie wohldefinierter Krankheiten, Kosten vorsehen, die unter dem Betrag liegen, der im Morbiditäts-Risikostrukturausgleich vorgesehen ist. Das mag auf den ersten Blick als ein fragwürdiges Vorgehen erscheinen, mit dessen Hilfe Gelder für Gewinninteressen der Krankenkassen umgeleitet werden, die aus dem von Pflichtbeiträgen gespeisten Gesundheitsfonds oder aus Steuermitteln kommen und, wie man annehmen sollte, der Vergütung der Leistungserbringer zugedacht sind. Tatsächlich aber erläutert Prof. Karl Lauterbach, Mitglied des Aufsichtsrats der Rhön-Klinikum AG, der ersten privaten börsennotierten Betreibergesellschaft von Krankenhäusern und Kliniken, und SPD-Mitglied des Bundestags – er war auch als Berater der sozialdemokratischen Gesundheitsministerin Schmidt ganz wesentlich an der Neuorientierung des deutschen Gesundheitssystems beteiligt – genau diese Strategie zur Gewinnmaximierung der gesetzlichen Krankenkassen als ein Beispiel für «neue Versorgungsformen»:

«Ich bringe ein Beispiel: Also, wenn ich heutzutage einen Patienten versorge mit einer etwas teureren Form der Leukämie, … da ist eine Knochenmarktransplantation notwendig, eine komplizierte Nachbehandlung und so weiter und so fort. Eine solche Krankheitsepisode kann leicht 150 000,00 € kosten. Für einen solchen Fall gibt es diesen Durchschnittsbetrag auch im Morbi-RSA. … Wenn ich aber eine solche Krankheitsepisode komplett abdecken kann für 70, 80 oder 90 000 €, dann bringt diese Krankheitsepisode der Krankenkasse einen Gewinn von mehr als 50 000 €. Wie lange muss ich einen Gesunden versichern, um diesen Betrag zu erwirtschaften? … Der HIV-Patient ist natürlich, wenn es gut organisiert wird, und es gibt einen hohen Deckungsbeitrag, ein unglaublich lukrativer Kunde. Das muss man sich mal überlegen, d. h., dieses Umdenken, das wird eine Zeit lang brauchen.»[18]

Man hätte erwarten dürfen, dass die Bezeichnung der HIV-Patienten als „unglaublich lukrative Kunden" zu einem Aufschrei nicht nur der Betroffenen, sondern vielleicht auch derer geführt hätte, die hier vielleicht nicht zu Unrecht ein ökonomisches Prinzip wirken sehen, das kein Interesse daran haben kann, solch „unglaublich lukrative Kunden" dem Markt vorzuenthalten. Aber ein solcher Aufschrei ist nirgendwo gehört worden. Die Sichtweise, die sich hier so unverhüllt zynisch darbietet, ist offenbar weiter verbreitet, als man annehmen möchte. Vor allem aber die über alle Parteigrenzen hinweg eng geknüpfte Vernetzung von Akteuren mit identischer Zielsetzung bewirkt die erstaunliche Stille, mit der sich diese Entwicklung auch bei solch groben Entgleisungen vollzieht.

Zumeist bleibt die Interessenverknüpfung zwischen dem Gesundheitsministerium und den gesetzlichen Krankenkassen für die Öffentlichkeit unsichtbar. Gelegentlich freilich nimmt sie Formen an, die geeignet sind, größere Aufmerksamkeit zu erregen. Ein kleines, aber dennoch vielsagendes Beispiel war der im Jahre 2008 für 400 000 Euro öffentlicher Gelder produzierte Kino-Werbespot des Gesundheitsministeriums für die Leistungsbereitschaft der gesetzlichen Krankenkassen in der Ära des umstrittenen Gesundheitsfonds. Als die meistgelesene Boulevardzeitung Deutschlands dies in einer kleinen Meldung an die Öffentlichkeit brachte und zum Skandal machte, griff das Gesundheitsministerium zu einer Initiative, die an derartige Praktiken in Ländern erinnert, die der Demokratie eher fern stehen: ein Auftrag für in besagter Zeitung im Januar 2009 zu schaltende (ebenfalls mit Steuergeldern finanzierte) Anzeigen im Wert von 61 000 Euro wurde storniert – man darf annehmen mit der unausgesprochenen Botschaft, das Blatt möge in Zukunft von solchen Mitteilungen absehen.

Die andere Seite der Gesundheitspolitik der vergangenen Jahre verweist folgerichtig auf die Stärkung der Herstellerindustrien. Das mag in Anbetracht der Weltanschauung der beteiligten Akteure auf den ersten Blick verwundern. Tatsächlich ist eine Allianz linker Politik mit der Industrie jedoch aus verschiedenen Gründen naheliegend. Die finanzielle Unterstützung, mindestens jedoch die verbale Zurückhaltung im alltäglichen politischen Grabenkampf als Dank ist ein erster zu erwartender Erfolg. Langfristig ist es das Ziel dieser Politik, auch die Industrie in eine staatliche Regie einzubinden, um letztlich das gesamte Gesundheitswesen von den Herstellern bis zu den Verbrauchern in eine staatlich gelenkte Einheits- und Zuteilungsversorgung überführen zu können. Auf diesen Endpunkt muss die derart ausgerichtete Politik zusteuern; ein anderes Ziel gibt es nicht.

So ist es nicht verwunderlich, dass bereits im Koalitionsvertrag der Großen Koalition von 2005 die Aussage festgehalten ist, ärztliche Aufgaben im Gesundheitswesen zunehmend durch nichtärztliche Kräfte zu ersetzen. Die Einzelverantwortung und Gesamtkompetenz des Arztes, die Krankheit eines Patienten zu erkennen, zu behandeln und die Leistung abzurechnen, wurde ersetzt durch eine Teamarbeit, in der der Arzt als Mitwirkender in den meisten Fachbereichen keine gesonderte Entscheidungsbefugnis mehr beanspruchen kann. Die für das Selbstbewusstsein der Ärzte negative Entwicklung lässt sich nicht zuletzt an deren gesunkenen finanziellen Einnahmen ablesen.

Der Politik kommt zugute, dass die nachwachsenden Ärzte schon keine Vorstellung mehr davon entwickeln können, was der Arztberuf als Standesberuf, als freier Beruf mit Verfügungsgewalt über Wissen und Methoden einmal war. Die unbeholfenen Ärztestreiks der Jahre 2007 und 2008 zeigten die Diskrepanz zwischen der mittlerweile weitverbreiteten Job-Mentalität der Angestellten einerseits und den an der Vergangenheit orientierten, heute jedoch von der Realität weit entrückten Erwartungen einer herausgehobenen Vergütung andererseits.

In ungewöhnlich offener Weise kommt die Verachtung für die Klagen, mit denen Ärzte gegen diesen Trend in den vergangenen Jahren auf die Straße gegangen sind, in den Worten eines der erfolgreichsten Klinikbetreibers und Eigners der Universitätskliniken Gießen und Marburg zum Ausdruck: «Ärzte glauben, sie würden … eine künstlerische Berufsfreiheit genießen und geraten angesichts der sichtbar werdenden Realität in eine Sinnkrise, die auch mit 30% Gehaltsaufschlag nicht behoben würde».[19] Eugen Münch, Aufsichtsratsvorsitzender der Rhön-Klinikum AG, hat den Zeitgeist mit diesen Worten auf den Punkt gebracht. Die Epoche eines ärztlichen Standesberufs neigt sich ihrem Ende zu; der Arzt wird von der Triebfeder des Gesundheitswesens zu einem manchmal noch wichtigen, in anderen Bereichen eher nachgeordneten Rad in einem

komplexen Getriebe herabgestuft, dessen Triebkraft aus vornehmlich ökonomischen Kriterien erwächst.[20]

Wie überflüssig die bisherigen Schlüsselberufe in den Planvorga-
ben der neuen „Gesundheitswirtschaft" sein werden, das hat der
mutmaßliche Erfinder dieses Begriffs, Heinz Lohmann, Professor
an der Hochschule für Angewandte Wissenschaften in Hamburg,
die Leser eines *Trend Gesundheitswirtschaft, report 01* vom April
2010 wissen lassen: „Im expertendominierten Gesundheitsmarkt
wird aus Sicht der Akteure gedacht und gehandelt. Zuerst kommt
deshalb zunächst einmal immer die eigene Institution. Meine Praxis,
mein Krankenhaus, meine Apotheke lautet das Maß aller Dinge."

Die ebenso aparte wie die intendierte Aussage verstärkende
Wortwahl „zuerst – zunächst – einmal – immer" zur Kennzeich-
nung der Motive der Experten und Akteure im Gesundheitswesen
mag von nicht wenigen Ärzten und Apothekern als eine unglaubli-
che Unterstellung angesehen werden und wird den einen oder anderen an dem Niveau der in der Hamburger Hochschule „angewandten Wissenschaften" zweifeln lassen. Es ist schließlich kaum
anzunehmen, dass der Autor die Betreiber jeder Praxis, jedes Krankenhauses und jeder Apotheke ausreichend kennt, um sie mit derartigen Verallgemeinerungen desavouieren zu dürfen. Aber wichtiger noch ist die Frage, wer denn, wenn nicht die „Experten" und
die „Akteure", den Gesundheitsmarkt dominieren soll?

Das Zitat legt folgenden Schluss nahe: Im weder von Experten
noch von Akteuren, sondern von Laien dominierten Gesundheitsmarkt wird aus Sicht der Investoren gedacht und gehandelt. „Zuerst
kommt deshalb zunächst einmal immer", so wird man wohl annehmen dürfen, die Rendite – oder vielleicht auch nur die private
Kunstsammlung des Investors. Auf jeden Fall gilt es, die störenden,
weil zu freier Entscheidung fähigen Ärzte und Apotheker zu mar-
ginalisieren; sie sind, so die Erkenntnis des Hamburger Wissen-
schaftsanwenders, der sich hier offenbar in Übereinstimmung mit
anderen Reformern des Gesundheitswesens sieht, als Experten und
Akteure nicht an einer patientenzentrierten Gesundheitswirtschaft
interessiert.

In München hat man an den städtischen Kliniken Neuperlach
und Harlaching jedenfalls die Weisungen des Hamburgers schon

früh verstanden. Im Aufsichtsgremium der Krankenhausgesellschaft sind keine Ärzte, also keine „Experten und Akteure" mehr vertreten. Man mag den menschenverachtenden Hygieneskandal, der sich an diesen Krankenhäusern im Laufe der Jahre entwickelte, auf das, so scheint es, übliche Parteiengemauschel zurückführen. Parteinähe ist für die Zuweisung von gut bezahlten Positionen eben wichtiger als Kompetenz. Entscheidender für das Zustandekommen eines solchen Skandals ist aber die Tatsache, dass offenbar niemand mehr daran Anstoß genommen hat, dass ärztlicher Sachverstand in den Leitungsgremien eines Klinikbetriebs offenbar gar nicht mehr gefragt ist.

An dem Münchener Beispiel zeigt sich recht deutlich der wohl kaum auflösbare Widerspruch zwischen der in der Gesundheitswirtschaft geforderten Ablösung der „Experten und Akteure" in den Entscheidungsgremien einerseits und dem Ruf nach sogenannter „Patientensouveränität" andererseits. Die den bisherigen Experten angeblich fremde und darum nun einzufordernde „Patientensouveränität" bietet sich ohne Frage als zentraler Grundwert an. Wer wollte den Patienten nicht dem Diktat egozentrischer Akteure entreißen? Dass Patienten leichter über die Werbung und andere kommerzielle Anreize in ihrem Verbraucherverhalten zu steuern sind als die ihrer fachlichen Kompetenz und Ethik verpflichteten Experten, ist ein erfreulicher Nebeneffekt, den die Rendite suchenden Leser des *Trend report* sicher zu schätzen wissen. Aber zu fragen bleibt, wer in Zukunft die eigentlichen Interessen der Patienten vertreten soll. Nach parteipolitischen Kriterien ausgewählte Nicht-Experten in der Leitung eines Krankenhauses sind hier offenbar nicht in der Lage, anstelle der bisherigen „Experten und Akteure" das Patientenwohl zu wahren.

Grundsätzlich kann man die somit geforderte Deprofessionalisierung, also die schwindende fachliche Unabhängigkeit nicht nur der Apotheker, sondern nun auch der Ärzte an den zentralen Dimensionen jeglicher beruflichen Tätigkeit verständlich machen. Zu einem vollkommenen Standesberuf gehören drei Merkmale: Erstens, die Mitglieder der Standesgruppe schaffen ihr Wissen selbst. Zweitens, sie entscheiden selbständig über die Anwendung ihres Wissens, und, drittens, sie können auch selbständig darüber verfügen, welche Entlohnung sie für ihre fachliche Tätigkeit erhalten. Die Deprofessionalisierung ist der Verlust der Selbständigkeit und führt somit zu einer zunehmenden Abhängigkeit in allen diesen Bereichen.

Über die Jahrhunderte haben Ärzte ihr klinisch erforderliches Wissen weitgehend selbst geschaffen und vermehrt. Die allmähliche Entschlüsselung der morphologischen Strukturen des Körpers, die Einsichten in die Physiologie des gesunden Körpers und in die pathologischen Prozesse im Verlauf der Krankheiten gehen bis zum 19./20. Jahrhundert im Wesentlichen auf Ärzte zurück. Lange Jahrzehnte wurden die medizinischen Nobelpreise an Ärzte verliehen. Die diagnostischen und therapeutischen Hilfsmittel, die in den vergangenen zwei, drei Jahrhunderten in die Klinik eingeführt wurden, tragen die Namen ihrer ärztlichen Entdecker.

Die Gegenwart sieht anders aus. Die Schaffung des Wissens ist den Händen der praktischen Ärzte weitgehend entglitten. Theoretisches Grundlagenwissen erwächst seit Jahren fast ausschließlich aus molekularbiologischen Forschungen; hier werden die meisten Nobelpreise verliehen – an Molekularbiologen oder an Ärzte, die sich in dieses Fach eingefügt haben. Das auf diese Weise gewonnene Wissen kann sich mittel- oder langfristig als segensreich für die klinische Medizin erweisen. Das ist nicht der Punkt. Der Punkt ist, dass der Molekularbiologe sehr weit entfernt von den praktischen Erfordernissen der Tätigkeit am einzelnen Kranken wirkt und seine Ziele primär nicht die Heilung von Kranksein sind, sondern die Schaffung einer Art von Wissen, das in der Molekularbiologie Anerkennung – und bestenfalls den Nobelpreis – gewinnt.

Damit ist die klinische Medizin gezwungen, ihre Fortschritte allein in der Richtung zu suchen, die die Molekularbiologie vorgibt. Ob sich aus dieser Abhängigkeit eine Medizin fortentwickeln kann, die den vielfältigen Anforderungen der Behandlung des kranken Menschen gerecht wird, muss sich erst noch erweisen. Die leichte Verführbarkeit großer Bevölkerungsteile durch die Verheißungen sogenannter alternativer Heilmethoden mag als Anzeichen angesehen werden, dass diese Art von Medizin nicht jedermanns Wünsche zu bedienen imstande ist. Festzuhalten ist, dass die praktischen Ärzte sich ihr Grundlagenwissen nicht mehr aus dem direkten Arzt-Patienten-Kontakt ableiten können, sondern von einer Grundlagenwissenschaft zur Verfügung gestellt bekommen, deren Ziele mit den konkreten Aufgaben der Ärzte nicht notwendigerweise deckungsgleich sind.

Deutlicher wird die zunehmende Abhängigkeit der Ärzteschaft von einem Wissen, das außerhalb ihres Standes geschaffen wird, in dem Bereich des angewandten diagnostischen und therapeutischen Wissens. Hier gewinnen die medizinisch-technische und die pharmazeutische Industrie als Lieferanten zunehmend Bedeutung und Einfluss.

Jeglicher Fortschritt in der praktischen Diagnostik ist heutzutage an die Einführung neuer Technologien geknüpft. Neue Technologien sind in der Regel kostspielig und verlangen eine Investition. Wird diese von einer gemeinnützigen kommunalen oder kirchlichen Institution getätigt, sollte die Anwendung der Technologie weder von Amortisations- noch von Renditeerwartungen geleitet sein. Dieser Ansatz ist allerdings ökonomisch nicht mehr vertretbar. Kommunen und kirchliche Träger sehen sich zunehmend gezwungen, die Krankenhäuser in privatwirtschaftliche Trägerschaft zu übereignen, um den herkömmlichen Verlusten entgegenzuwirken. Mit der Übernahme durch privatwirtschaftliche Investoren ist das Renditestreben unvermeidlich; ärztliche Kompetenz und Standesethik werden ökonomischen Zwängen untergeordnet. Der Einsatz von diagnostischen und therapeutischen Technologien erfolgt nicht selten unter wirtschaftlichen Gesichtspunkten und damit häufiger als durch die rein ärztliche Sichtweise gerechtfertigt. In offensichtlichem Gegensatz zu den bisherigen Trägern vermögen privatwirtschaftliche Investoren somit selbst in Universitätskliniken Gewinne zu erzielen. Damit fließen nun Pflichtbeiträge aus dem der Bevölkerung auferlegten Solidarsystem als finanzielle Rendite auf die Konten der Investoren. Dies ergibt nur deshalb einen Sinn, weil gleichzeitig den traditionellen Leistungserbringern im Gesundheitswesen Verantwortung genommen wird und die Vergütungen gekürzt werden. Das Gesundheitswesen verliert seinen ökonomischen Sonder- oder Ausnahmestatus und folgt zunehmend den üblichen Regeln des Marktes.

Werfen wir noch einmal einen Blick auf die Ziele, unter denen die Medizin vor zweieinhalb Jahrtausenden ihren Ausgang nahm: die Freiheit von körperlichem und seelischem Leid anzustreben und zum anderen die Selbstbestimmung des Menschen über die Länge und die Qualität seines Lebens zu verwirklichen. Die Erfolge, wenn auch nach wie vor unvollständig, in der Behandlung von körperlichem und seelischem Leid sind unübersehbar. Ebenso unübersehbar ist jedoch auch, dass die Freiheit, die Länge und die Qualität eines Lebens selbst zu bestimmen, auch nach dem Ende der Epoche der so genannten Volksgesundheit nicht vollends auf das Individuum übergegangen ist. Im Gegenteil, die Definition, wie die Länge und die Qualität des individuellen Lebens zu optimieren sind, liegt bei Institutionen, die dem Individuum in wachsendem Maße die Selbstbestimmung nehmen.

Informed consent und das Motto vom Arzt und seinem Patienten als Partner können nicht darüber hinwegtäuschen, dass beide, Arzt und Patient, sich im Griff fachfremder Interessen bewegen. Schaut man allein auf die kontinuierlich gestiegene Lebenserwartung in den hochentwickelten Industrienationen, dann sollte sich Zufriedenheit einstellen. Nicht zu übersehen ist jedoch, dass der einzelne Mensch diesen Bonus als Produkt einer medizinisch-technologischen Industrieverwertung genießt. Das mag den meisten Menschen Recht sein; Hauptsache, sie können sich lange Jahre an einem rüstigen Rentnerdasein und einer Lebensspanne bis weit über das neunte Lebensjahrzehnt hinaus erfreuen. Zu beachten ist freilich, dass wir keineswegs am Ende dieser Entwicklung angekommen sind, sondern noch am Anfang stehen.

Die industrielle Verwertung des Lebens sucht die Länge und die Qualität des Lebens über den Konsum technologischer und chemisch-pharmazeutischer Produkte zu gestalten. Das Gesundheitswesen wird daraufhin ausgerichtet, diesem Konsum die bestmöglichen Konditionen und Freiräume zu bieten. Der Arzt mit seiner herkömmlichen Ethik findet sich in diesem System nicht wieder und reagiert verstört. Jüngere Ärzte lesen die Zeichen der Zeit und bereiten sich auf die Klinikleitung durch den Zusatzerwerb eines *Master of Business Administration* vor, so dass sie den Konflikt zwischen medizinischer Ethik und ökonomischer Moral nicht zwischen zwei Vertretern dieser divergierenden Positionen austragen müssen, sondern in sich selbst das eine gegen das andere abwägen können.

Die pharmazeutische Industrie ist neben der medizinisch-technischen Industrie der zweite Lieferant, der den klinisch tätigen Ärzten Wissen und Kompetenz liefert und damit die Ärzte selbst in ein stetig engeres Abhängigkeitsverhältnis einbindet. Da sind zum Beispiel die «Aufwandsentschädigungen», mit denen pharmazeutische Hersteller Ärzte bestechen, um sie zu der Verschreibung bestimmter Produkte zu veranlassen. Es gilt auf die unterschiedlichsten direkten oder indirekten Vergütungen wie Kongressreisen zu Urlaubsorten und viele andere Köder mehr hinzuweisen, die dasselbe Ziel verfolgen, nämlich den Arzt unabhängig anderer fachlicher Erwägungen zur Verschreibung eines ansonsten vielleicht erfolglosen Medikaments zu bewegen. Auch die seit einigen Jahren viel beschworene *Evidence Based Medicine* kann sich nicht unabhängig unter der Maßgabe ärztlicher Interessen entwickeln. 35 Prozent der Leitlinienautoren werden von der pharmazeutischen Industrie mit Honoraren bezahlt. [21]

Dies sind alles Oberflächlichkeiten, die sich möglicherweise abstellen lassen. Die eigentliche Abhängigkeit der Medizin von den pharmazeutischen Herstellern liegt in dem berechtigten Interesse der Industrie, mit dem Verkauf ihrer Produkte Gewinne zu erzielen, und zwar möglichst hohe Gewinne. Hier nun divergieren bekanntlich die Ethik der Medizin und die Moral der Hersteller. Es kann keinem pharmazeutischen Hersteller angekreidet werden, dass die Industrie kein Interesse hat, etwa einen Impfstoff gegen HIV/AIDS zu entwickeln. In den letzten Jahren der Pockenimpfung starben Kinder allein noch an der Impfung, nicht mehr an einer natürlich übertragenen Pockenerkrankung. Das wurde selbstverständlich sehr bedauert, aber zugleich als unvermeidlich hingenommen.

Würde heute ein pharmazeutischer Hersteller einen HIV-Impfstoff auf den Markt bringen, der in einem einzigen Fall zum Tod eines Geimpften beitrüge, so wäre zu erwarten, dass die Schadenssumme, die den Angehörigen des Opfers zu zahlen wäre, jegliche Renditeerwartungen, die mit der Entwicklung des Impfstoffs verknüpft waren, zunichte macht. Anders als im Falle der Hepatitis-Impfstoffe, deren Verkaufserlöse in den Industrienationen die Abgabe zu Niedrigstpreisen in der Dritten Welt finanzieren helfen, ist bei HIV-Impfstoffen angesichts einer sehr geringen Zahl möglicher Nutzer in den Entwicklungsländern kein Gewinn zu erwarten, der es ermöglicht, die Impfstoffe preisgünstig dorthin zu liefern, wo sie vielleicht millionenfachen Nutzen entfalten können.

Die pharmazeutische Industrie wird also keinen HIV/AIDS-Impfstoff entwickeln; sie verdient gut an den Mitteln zur Behandlung der Infizierten, zum Monitoring des Status der Infizierten und zur Behandlung der AIDS-Kranken. Ein ökonomisches Interesse an der Verringerung oder gar völligen Eliminierung der HIV/AIDS-Problematik ist nicht zu erkennen. Das ist ein einziges Beispiel dafür, dass die pharmazeutische Industrie in der Entwicklung von Medikamenten allein nach Renditekriterien handeln muss. Sie wird ihre Aufmerksamkeit auf Leiden richten, die eine möglichst große Anzahl von Menschen betreffen, und versuchen, den Blockbuster zu vermarkten, der die erhofften Milliardengewinne erzielt. Sie wird versuchen, bislang als eher unerwünschte, aber dennoch als marginal eingestufte Körperäußerungen und Verhaltensweisen als Massenprobleme, die behandlungsbedürftig sind, in das öffentliche Bewusstsein zu rufen, um die geeigneten Therapeutika vermarkten zu können.

Wie sehr die Interessen der pharmazeutischen Industrie den Aufgaben der Medizin entgegenstehen können, zeigen nicht zuletzt die weitreichenden Manipulationen von Medikamentenstudien, die von der Pharmaindustrie finanziert wurden. Hier geht es, so das ernüchternde Fazit der Beobachter, nicht darum, den Patienten bessere Arzneimittel anzubieten; hier geht „Marketing vor Evidenz und Umsatz vor Sicherheit". Die auf diese Weise ungezählten Patienten zugefügten Schäden sind Teil des von Ärzten verantworteten Gesundheitswesens; die Abhängigkeit, in die die Ärzteschaft sich hier begeben hat, lässt dem Selbstbewusstsein des ehemaligen Standesberufs kaum noch einen Freiraum übrig.[22] Der Medizin bleibt die Aufgabe, als Erfüllungsgehilfe an dieser pharmazeutisch-industriellen Verwertung der Länge und der Qualität des Lebens dienstbar zu sein.

Die Abhängigkeit von der medizinisch-technologischen Industrie äußert sich darin, dass hohe Kosten für die Investitionen in die entsprechenden diagnostischen und therapeutischen Apparaturen entstehen. Daraus wächst zum einen der Rendite- oder zumindest der Amortisationsdruck auf die Nutzungsweise. Ebenso wichtig ist jedoch, dass schon die Investition finanzielle Aufwendungen verlangt und somit Gelder bindet, die im System für die Entlohnung ärztlicher Tätigkeit nicht mehr zur Verfügung stehen. Die Apparate schließlich sind mehr und mehr arztunabhängig. Das heißt, in weiten Bereichen sind Ärzte für die Diagnosefindung und Behandlungsdurchführung zunehmend überflüssig.

Die wachsende Abhängigkeit von der pharmazeutischen Industrie zeigt sich in der Vorgabe der behandlungsrelevanten Leiden. Unspezifische Leiden, Krankheiten kleinerer Patientenklientele wecken nicht das Interesse der Industrie. Hier bleibt das Wissen stehen; die Behandlung erschöpft sich nicht selten in der mehr oder weniger sinnlosen Gabe ebenso unspezifischer Medikamente. Der Arzt ist im heutigen Gesundheitswesen nicht mehr Herr im Haus, da er die Kosten der Arzneimittel in die Therapieentscheidung einbeziehen und diese Entscheidung regelmäßig im Widerspruch zu seinen fachlich begründeten Maximen treffen muss.

In seinen Verschreibungen ist der heutige Arzt im deutschen Gesundheitswesen abhängig von finanziellen Vorgaben, die er von Seiten der Politik erhält, die im Verein mit den gesetzlichen Krankenkassen Druck ausübt. Die gesetzlichen Krankenkassen haben keinerlei Interesse an Sparmaßnahmen: Jede solche Maßnahme würde zu einer Umsatzeinbuße führen, die die Bedeutung der Kasse mindert. Daran kann keinem Management gelegen sein. Die hohen Gehälter des Kassenmanagements lassen sich nur mit der Verantwortung für einen hohen Kapitalumsatz rechtfertigen. Die Sparvorgaben werden daher in erster Linie auf die ohnehin als mittelständisch-unternehmerische Experten störenden Ärzte (und Apotheker) abgewälzt.

Damit sind nun auch bereits mehrfach die zweite und die dritte Dimension der ärztlichen Deprofessionalisierung, das heißt, des Verlusts an ärztlicher Selbständigkeit, angesprochen worden. Die Ärzteschaft übt zunehmend weniger Kontrolle darüber aus, welche

Therapie am Kranken eingesetzt wird und welche Erlöse der Arzt daraus erzielen kann. Beides, Anwendung und Erlös, stehen bereits weitgehend unter der Entscheidungshoheit der Gesundheitspolitik im Großen, der gesetzlichen Krankenkassen auf mittlerer Ebene und der kaufmännischer Leiter in den Krankenhäusern. Die sogenannte Kostendeckelung war die erste Fessel, die ärztlicher Entscheidungsfreiheit angelegt wurde; die sogenannten Fallpauschalen oder *Diagnosis Related Groups* (DRGs) weisen den Weg zu einer Medizin, die so rational sein wird wie das Wirken einer Autoreparaturwerkstatt oder die jährliche Füllung des Heizöltanks. Die Einführung dieser rationalen Form der Medizin in der Behandlung von individuellen Organismen, die in ihrem Kranksein nur in geringem Maße einem wohldefinierten Standardverlauf folgen, hat die Medizin in eine tiefe Krise gestürzt. Die Folgen werden mittelfristig verheerend sein.

Fallpauschalen

Es war und ist sicher sinnvoll, nach Wegen zu suchen, die Effizienz in den Krankenhäusern zu stärken und einer früher bisweilen unkontrollierten Geldverschwendung wirksame Hindernisse entgegenzusetzen. Die DRGs mögen erfolgreich der medizinisch nicht erforderlichen überlangen Verweildauer von Patienten in den Kliniken entgegenwirken – gar mancher junge Arzt musste vordem in der Klinikkonferenz mit Erstaunen anhören, wie der Ordinarius einen Oberarzt zurechtwies, der einen Patienten schon am Freitag entlassen hatte, anstatt noch ein profitables aber nutzloses Wochenende mit in die Liegezeit und somit auch Kostenrechnung einzubeziehen. Die mangelnde Hygiene in deutschen Krankenhäusern ist seit langem als Ursache zahlreicher Infektionen bekannt. Vor Einführung der Fallpauschalen wurde ein Patient, der sich im Krankenhaus infiziert hatte, einfach weiterbehandelt; die zusätzlichen Verweiltage wurden von den Krankenkassen bezahlt und brachten den Krankenhäusern keinen finanziellen Schaden, eher das Gegenteil.

Seitdem nun eine Norm für die Verweildauer bei bestimmten Krankheiten als Fallpauschale festgelegt ist, erhält das Krankenhaus nur noch für die von dieser Norm definierte Anzahl von Tagen eine Vergütung seitens der Krankenkassen; die Kosten für jeden etwa durch eine vermeidbare Infektion erzwungenen weiteren Tag sind von dem Krankenhaus selbst zu tragen und erzeugen somit wirtschaftlichen Schaden. Die Motivation der Verantwortlichen, einer von der Berliner Charité aus initiierten Aktion «Saubere Hände» beizutreten – eigentlich, so sollte man meinen, eine Selbstverständlichkeit –, ist seit der Einführung der Fallpauschalen zum Nutzen der Patienten gestiegen.

Es ist keineswegs so, dass ein bislang vollkommen unbescholten einer hehren Ethik folgender Berufsstand der Ärzte nun in den Abgrund ökonomischer Prioritäten gezogen würde. Die unzähligen unnötigen Blinddarmoperationen der Vergangenheit sind heute ebenso als nicht allein von irrigen medizinischen Annahmen hervorgerufener Skandal zu werten wie eine Vielzahl der noch bis in die frühen 1990er Jahre durchgeführten Operationen bei Bänderriss am Sprunggelenk. Der wirtschaftliche Vorteil einer Operation gegenüber der konservativen Behandlung dieses Problems dürfte der ausschlaggebende Faktor in der Bevorzugung eines Eingriffs gewesen sein, der möglicherweise insgesamt mehr Leid verursacht hat, als er mildern konnte.

In jüngster Zeit ist die Arthroskopie am Knie in den Vordergrund der Aufmerksamkeit gerückt als ein Eingriff, für dessen weite Verbreitung man ebenfalls mehr ökonomische als therapeutisch gerechtfertigte Motive vermuten darf. Noch vor wenigen Jahren erforderte die herrschende Schulmeinung bei einem Meniskusschaden die völlige Entfernung des Meniskus. Wer diesem aus heutiger Sicht unnötigen Eingriff unterzogen wurde, dürfte inzwischen zu den Trägern eines künstlichen Kniegelenks zählen. Heute ist es eher die Vergütungsstruktur, die dazu einlädt, hier mehr zu tun, als medizinisch gerechtfertigt ist. Für die Durchführung einer rein diagnostischen Arthroskopie erhält der Arzt einen bestimmten Betrag. Erkennt er einen Meniskusriss, steht ein weiterer Betrag für die operative Teilresektion zur Verfügung. Ist zudem noch eine Chondromalazie, unter Praktikern als «Schlaglöcher in der Knorpelschicht» bekannt, vorhanden, so erstattet der Kostenträger eine weitere Summe für deren Beseitigung. Es bietet sich folglich an, bei möglichst jeder Arthroskopie auf später nicht mehr nachweisbare Ausfransungen und Chondromalazie zu erkennen und die gesamte Gebührenbreite abzuschöpfen. Mit anderen Worten, der Effekt der Fallpauschalen beseitigt das Problem nicht, er weitet es aus und lagert es auf andere Schultern.

Kliniken sind gehalten, rentabel zu handeln und – der Gipfel der Absurdität – aus den Zahlungen der Patienten, ihrer gesetzlichen oder privaten Krankenkassen oder sonstiger Finanzquellen einen Gewinn zu erzielen, der nicht dem Leistungserbringer, also etwa den Krankenschwestern, dem Pflegepersonal oder den Ärzten, sondern dem Träger oder Investor zufließt. Im Verlauf einer Gebärmutterhalskrebsoperation kann der Arzt bereits während des Eingriffs unter der Narkose einen Port, eine mechanische Öffnung, in den Körper der Patientin einpflanzen, durch die nach der OP eine Flüssigkeit in den Körper eingeführt wird. Er wird, nun unter dem Druck der ökonomisch Verantwortlichen, diesen früher üblichen Weg jedoch nicht mehr gehen. Er wird, nachdem die Patientin die erste OP überstanden hat, einige Zeit später einen zweiten Eingriff unternehmen, um den Port einzusetzen. Das belastet zwar die Patientin zusätzlich, hat aber aus der Sicht der Klinik bzw. ihrer Betreiber den Vorteil, für die zweite OP eine gesonderte Fallpauschale zu erhalten.

Unzählige solcher Beispiele lassen sich bereits nach wenigen Jahren der Anwendung der Fallpauschalen anführen. Der Schluss, den man ziehen kann, ist offenbar: die Geldverschwendung in mancher Klinik vor der Einführung der Fallpauschalen ist nicht zu bestreiten; sie war nicht selten geeignet, den Patienten körperlichen oder seelischen Schaden zuzuführen. Die nun übliche, allein aus ökonomischer Perspektive sinnvolle Aufteilung von Operationsschritten, die in einem Durchgang erledigt werden könnten, aber aus Gründen der gewinnbringenden Einzelcodierung getrennt ausgeführt werden, beende die Geldverschwendung nicht und birgt für die Patienten erneut das Potenzial zusätzlichen und überflüssigen Leides.

Wenn man sich vor Augen hält, dass kaufmännische Geschäftsführer von (christlichen und weltlichen) Krankenhäusern von ihren

Leitenden Ärzten vertraglich festgeschrieben «eine 5 bis 10%ige Steigerung der stationären Patienten im Vergleich zum Vorjahr» verlangen, dann kann man sich leicht vorstellen, dass bei der letztlich begrenzten Zahl sinnvoll stationär zu behandelnder Patienten die Versuchung groß ist, ähnlich dem oben geschilderten unnötig verlängerten Wochenende vor Einführung der Fallpauschalen, erneut Menschen allein aus wirtschaftlichen, nicht aber aus therapeutischen Gründen einen Krankenhausaufenthalt aufzuerlegen.[23]

Man sollte freilich nicht annehmen, dass diese Problematik der Öffentlichkeit verborgen bliebe. Die vielleicht schwerwiegendste Auswirkung der zunehmenden Kommerzialisierung des Gesundheitswesens auf die Arzt-Patienten-Beziehung ist der Verlust des Vertrauens. Schon jetzt kann sich kein Patient mehr sicher sein, dass eine von seinem Arzt, von einem Krankenhaus oder von den Behörden vorgeschlagene Maßnahme tatsächlich seinem ureigenen besten körperlichen und geistigen Interesse dient, nicht aber aus kommerziellen, renditeträchtigen Erwägungen empfohlen wird. Nicht nur mancher individuelle Arzt erfährt zunehmend das wachsende Misstrauen. Das Desinteresse der Bevölkerung an der Impfung gegen die Schweinegrippe, ungeachtet der Aufrufe seitens der beteiligten Interessengruppen, und die dadurch ausgelöste finanzielle Katastrophe überzählig eingekaufter Impfstoffe, zeigen deutlich genug, dass viele Menschen nur noch achselzuckend auf Kampagnen reagieren, die früher ein hohes Mobilisierungspotential innehatten. Bitter ist diese Entwicklung nicht nur für den Steuerzahler, der für die entstandenen Verluste aufkommen muss. Bitter ist sie vor allem für diejenigen Ärztinnen und Ärzte, die nach wie vor ihren Beruf hingebungsvoll ausüben und sich des wachsenden Misstrauens erwehren müssen.

Die unter dem Ziel oder Vorwand der Kostendämpfung erreichte Entmündigung der Ärzte, Therapien nach eigener fachlicher und moralischer Verantwortung durchzuführen, hat als Alternative zu einer Bürokratisierung geführt, die den Arzt in mehrfacher Hinsicht abhängig macht. Über die Renditeerwartungen seines Trägers hinaus braucht er Spezialisten, die sich auf die Durchführung der Codierung verstehen. Berichte aus den Kliniken legen den Verdacht nahe, dass diese Spezialisten es nicht selten als Herausforderung ansehen, mittels des sogenannten *up-coding* auch noch den letzten Trick auszutüfteln, um aus einem ehemals einmaligen Eingriff nun eine Reihe von Eingriffen zu gestalten, die den höchsten Ertrag bringen. Selbstverständlich kann man und wird man versuchen, auch hier wieder Kontrollmechanismen einzuführen. Der Punkt ist, dass die politische Abneigung gegen die ehemals selbständige Berufsgruppe der Ärzte unter dem Vorwand des gelegentlichen Fehlverhaltens einiger ihrer Vertreter zu deren Deprofessionalisierung geführt hat und das Problem der Verschwendung nicht gelöst, sondern durch erhöhten bürokratischen Aufwand sowie durch Anreize zur Ausreizung des Systems nur noch verschlimmert hat – von dem zusätzlichen körperlichen und seelischen Leid für die Patienten ganz zu schweigen.

Auch an diesem Beispiel zeigt sich, dass der ehemals weitgehend unabhängige ärztliche Standesberuf von allen politischen Seiten unter Druck gesetzt ist. Für die einen steht die bessere Vermarktung und somit die Gewinnmaximierung im Gesundheitswesen im Vordergrund; für die anderen ist es das Ziel, bislang unabhängige Berufsgruppen in Abhängigkeit zu bringen und gleichzeitig die vorhandene Bandbreite bürokratisch tätiger Bürger auszuweiten. Abzuschätzen, welches Wahlverhalten Letztere im Vergleich mit Ersteren zeigen, ist nicht schwierig.

Die Fallpauschalen haben dazu geführt, dass jeder Patient, der zur stationären Behandlung eingeliefert wird, schon gleich an der Türe unsichtbar und doch aussagekräftig ein Preisschild auf der Stirne trägt. Für ein Krankenhaus, das unter betriebswirtschaftlichen Gesichtspunkten geführt wird und dem Investor eine hübsche Rendite einbringen soll, macht es durchaus einen Unterschied, ob dieses Preisschild besagt: 3 Tage 500 Euro oder 3 Tage 1500 Euro. In Zeiten angeblich knapper Mittel muss es Krankenhäusern daran gelegen sein, die zweite Gruppe anzuziehen und sich der ersten zu erwehren.

Ein zweites konkretes Beispiel für die Rechenkünste, die das System der Fallpauschalen erzeugt. Eine Frau wird nach einem Sturz in ein Allgemeinkrankenhaus eingeliefert und dort auf der chirurgischen Abteilung behandelt. Die Diagnose ergibt, dass die

Art der Verletzung eine Verlegung in eine medizinische Fachklinik erfordert. Dies wurde den Angehörigen, darunter ein Arzt, mitgeteilt, woraufhin sie sich selbst nach einer geeigneten Fachklinik für die Weiterbehandlung erkundigten. Die behandelnden Krankenhausärzte verweigerten allerdings die direkte Verlegung in die Fachklinik, weil dies zu einer Kürzung der ihnen zustehenden Fallpauschale führe. Es gebe die Anweisung der Verwaltung, solche Überweisungen zu vermeiden und stattdessen die Patienten nach Hause zu entlassen. Erst die Androhung von rechtlichen Konsequenzen seitens der Angehörigen führte zu der Direktüberweisung an die Fachklinik. Solche Vorkommnisse sind keine Einzelfälle mehr. Sie zeigen auf, wie im klinischen Alltag die ärztliche Entscheidung entkräftet und rein ökonomische, aber medizinisch-therapeutisch sinnlose, wenn nicht gar schädliche Überlegungen seiten nichtärztlicher Verwaltungsinstanzen die Oberhand gewinnen können.

Ein weiteres Beispiel ist der Druck, der an einer norddeutschen Universitätsklinik auf einen der kompetentesten und daher erfolgreichsten Chirurgen für Wiederherstellungschirurgie im Gesichts- und Halsbereich ausgeübt wurde. Bis zu 25 Stunden dauern solch komplizierte Eingriffe, zumeist an Patienten, deren Gesicht durch eine Tumoroperation unzumutbar entstellt wurde. Die kaufmännische Leitung sah diese Operationen als zu kostspielig an und zwang den Chirurgen und sein Team, derartige Eingriffe nur noch an zwei Tagen pro Woche durchzuführen, um das angebliche Defizit zu verringern. Dadurch verlängerte sich die Wartefrist für die Patienten auf ein Jahr. Wohlgemerkt, das war keine der Kliniken, die von Investoren geführt werden, sondern eine staatlich finanzierte Universitätsklinik. Erst als der Operateur nach demütigenden Berechnungen nachweisen konnte, dass seine Operationen keineswegs defizitär sind, wurde der zeitliche Rahmen wieder gelockert. Es bleibt die konstante Pflicht, notwendige Eingriffe, die nicht im Katalog der Fallpauschalen enthalten sind, vor der kaufmännischen Aufsicht zu rechtfertigen.

Wir brauchen hier nicht weitere Belege für die vielen Konsequenzen bis hin zu Albernheiten aufzuzählen, die aus der strikten Anwendung ökonomischer Regeln auf die Aufnahme, Diagnostik und Therapie der Patienten unter dem Diktat der Fallpauschalen erwachsen sind. Festzuhalten bleibt: der Arzt hat in diesem System keinerlei Merkmale eines herkömmlichen Standesberufs mehr. Er ist abhängiger Angestellter. Der Funktion der Fallpauschalen in der Klinik entspricht die Steuerungskraft der Punktezahlen in der Praxis des niedergelassenen Arztes. Hochrangige Manager der gesetzlichen Krankenkassen geben mittlerweile unumwunden zu, dass das DRG-System im Bereich somatischer Krankheiten zu keinerlei Einsparungen geführt hat; der Wert der DRGs beschränkt sich auf die Marginalisierung der bisherigen Entscheidungsträger. Dass aus den Erfahrungen im somatischen Bereich nicht der Schluss gezogen wird, auf die Einführung von DRGs oder ähnlichen Strukturen auch etwa in der Psychiatrie zu verzichten, mag als Hinweis darauf verstanden werden, dass eben nicht die vorgeblichen ökonomischen Gründe ausschlaggebend waren oder sein werden. Wenn in der Psychiatrie, wie es nun angestrebt wird, den Kliniken Pflegesätze nach Schweregrad psychischer Erkrankungen vorgegeben werden, dann wird das „Verkranken" auch dieser Patientengruppe eine unausweichliche Folge sein, so dass der Einspareffekt aufgehoben ist, es sei denn, eine kostspielige Überwachungsbürokratie muss dafür sorgen, den Missbrauch der neuen Regeln zu vermindern. Von den unglücklichen Folgen, die das Verkranken für manche Patienten hat, erneut ganz zu schweigen.

Eine zunehmende Zahl von Politikern nicht nur auf den sogenannten parlamentarischen Hinterbänken, sondern auch in vorderster Linie der Parteien und Fraktionen hat keine Ausbildung genossen, die sie in irgendeiner Form zu einer beruflichen Tätigkeit in eigenverantwortlicher Entscheidungsfindung geführt hätte. Man darf vermuten, dass solche Menschen kein Verständnis für diejenigen Freiberufler aufbringen können, zu deren Selbstverständnis als Kernelement eben diese eigenverantwortliche Entscheidungsfindung zählt. Für diese Politiker steht daher die Bürokratisierung, das heißt die Ausweitung des Verwaltungs- und Überwachungsapparats als Allheilmittel außer Frage. Die Entwicklung im Gesundheitswesen zeigt dies sehr deutlich; die Fallpauschalen sind nur eines von vielen Beispielen.

Rabattverträge

Besonders deutlich wird die gemeinsame Demütigung sowohl der Ärzte als auch der Apotheker an den in Deutschland seit geraumer Zeit möglichen Rabattverträgen der gesetzlichen Krankenkassen mit den pharmazeutischen Herstellern. Über die Köpfe derjenigen Berufsgruppen hinweg, die jahrhundertelang das Monopol auf das medizinische und pharmazeutische Fachwissen beanspruchen durften, haben die Krankenkassen mit den pharmazeutischen Herstellern Verträge abgeschlossen, deren politischer Zynismus kaum noch zu übertreffen ist. Etwa 50 Prozent aller Arzneimittel, die auf Rezepte der gesetzlichen Krankenkassen abgegeben werden, sind heutzutage von solchen Rabattverträgen abgedeckt.

Dem Arzt ist es demnach nur noch sehr eingeschränkt erlaubt, seinem Patienten, etwa zur Behandlung einer Epilepsie, ein bestimmtes pharmazeutisches Präparat zu verordnen, von dem er weiß, dass es dem Patienten hilft und dass der Patient es verträgt. Es ist wissenschaftlich erwiesen, dass die unterschiedliche Zubereitung eines identischen Wirkstoffs durch verschiedene Hersteller zu unterschiedlicher Bioverfügbarkeit führen kann, und der Arzt möchte möglicherweise solchen Erkenntnissen entsprechend therapieren. Er ist jedoch gehalten, nur noch den Wirkstoff zu verschreiben; über das Präparat, in dem der Wirkstoff dem Patienten verabreicht wird, entscheiden Funktionäre der gesetzlichen Krankenkassen. Sie handeln mit einem beliebigen Hersteller sogenannter Generika, das sind patentfreie Nachahmerprodukte, einen Rabattvertrag aus, der für alle Apotheker bindend ist. Das heißt, der Apotheker ist gezwungen, dem Patienten ein Präparat desjenigen Herstellers mitzugeben, der der gesetzlichen Krankenkasse dieses Patienten die günstigsten Konditionen angeboten hat.

Nicht etwa die Frage, ob sich das solcherart abgegebene Präparat für den Epilepsie-Patienten als das wirkungsvollste und zugleich verträglichste erwiesen hat, ist für die Abgabe entscheidend, sondern der – nun, man könnte meinen, hier müsse der «ökonomische Vorteil der gesetzlichen Krankenkassen» im Satzbau folgen. Das mag die nach außen getragene Rechtfertigung solchen Vorgehens sein, der wahre Grund dürfte ein anderer sein. Die Konditionen solcher Rabattverträge werden von den Krankenkassen geheimgehalten; auf diese Weise ist es unmöglich zu überprüfen, ob die behaupteten wirschaftlichen Einsparungen tatsächlich existieren oder, wie Insider vermuten, durch ungewollte Nebeneffekte, die durch solche Verordnungszwänge entstehen, möglicherweise mehr als aufgehoben werden.

Es ist keineswegs so, dass die Krankenkassen insgesamt mit einem bestimmten Generika-Hersteller eine Vereinbarung getroffen haben, oder dass solche Vereinbarungen langfristig gültig sind. Die psychologische Bindung nicht zuletzt älterer Patienten an ein bestimmtes Medikament, an dessen Farbe und Form, wird völlig außer Acht gelassen. Der Arzt hat theoretisch das Recht, auf dem Rezept zu vermerken, dass es ein ganz bestimmter, von den Rabattverträgen der Kasse nicht erfasster Hersteller sein muss, dessen Präparat der Apotheker an den Patienten abgeben soll. Doch der Arzt wird sich dieser Freiheit nicht lange erfreuen können. Er sieht sich unweigerlich mit Regressforderungen seitens der Krankenkassen für den entgangenen Rabatt konfrontiert.

Folglich muss der Apotheker für jeden Patienten, der vom Arzt ein Rezept über einen bestimmten Wirkstoff erhalten hat, den spezifischen Generika-Hersteller identifizieren, der mit der Krankenkasse des betreffenden Patienten einen Rabattvertrag geschlossen hat. Das ist nicht nur zeitaufwändig und verlangt häufig Erklärungen für die Patienten, die sich und den Apotheker fragen, ob sie das falsche oder ein anderes Präparat als bisher erhalten haben, sondern fordert auch die Lagerung der Produkte aller verschiedenen Hersteller, die solche Rabattverträge abgeschlossen haben. Da das kaum möglich ist, werden nicht selten die Patienten gezwungen, einen zweiten Besuch in der Apotheke anzuschließen, um das bestellte Medikament abzuholen. Der ökonomische Nutzen dieser Regelung ist wahrscheinlich vernachlässigenswert – andernfalls würden die gesetzlichen Kassen vermutlich gerne damit an die Öffentlichkeit gehen. Der medizinische Wert ist fragwürdig. Es bleibt für nachdenkliche Ärzte und Apotheker der Verdacht: durch die Rabattverträge einmal mehr zu Marionetten im Machtspiel von Gesundheitspolitik und Krankenkassen erniedrigt zu werden. Haben Ärzte und Apotheker diese Erniedrigung ohne Widerstand über sich ergehen lassen, dann werden sie auch noch die nächsten Schritte erdulden, die sie vom Standesberuf in die völlige Abhängigkeit verweisen sollen.

Tatsächlich beleuchtet das Beispiel der Rabattverträge den schleichenden Übergang des Gesundheitswesens in eine Zuteilungsmedizin, denn auch der bei einer gesetzlichen Krankenkasse versicherte Patient wird entgegen aller Bestrebungen nach einer partnerschaftlichen Beziehung zu «seinem» Arzt weiter entmündigt. Der Kassenpatient hat nicht das Recht, sich ein Mittel seiner Wahl verschreiben zu lassen; er muss sich den wechselnden Lieferanten der Partner seiner Krankenkasse in der Aushandlung von Rabattverträgen unterordnen. Der Arzt wird mit deutlichem Druck davon abgehalten, dem Patienten, der mit der Vorgabe seiner gesetzlichen Krankenkasse nicht zufrieden ist, ein Mittel seiner Wahl zu verordnen. Der Apotheker kann den Wunsch des Patienten nach einem bestimmten Medikament in der Regel nicht erfüllen,[24] selbst wenn der Patient den Preisunterschied zu dem von der Kasse vorgegebenen Produkt selbst finanzieren möchte; der Apotheker kennt den Preisunterschied gar nicht mehr, da die Krankenkassen ihn über die Rabattsummen, die sie von den Generika-Herstellern gleichsam als Provision für den durch Zwangsverordnungen erzielten Umsatz erhalten, bewusst im Unklaren lassen.

Die gesetzlichen Krankenkassen wissen, dass sie einen Keil zwischen Ärzteschaft und Patienten treiben müssen, um beide Gruppen in die Abhängigkeit zu treiben. Die Ärzte haben keine politischen Verbündeten; allenfalls ihre Patienten könnten ein Interesse daran haben, dass die Ärzte auch weiterhin aus fachlichen und ethischen Erwägungen heraus Behandlungen durchführen, nicht aber aus Renditezwängen oder den korporativen Interessen etwa der gesetzlichen Krankenkassen. Der gute Ruf, dessen sich die Ärzteschaft in weiten Kreisen der Öffentlichkeit immer noch erfreuen darf, beruht einzig und allein auf dem Mandat der vergangenen zwei Jahrhunderte, die Interessen der Kranken nicht zuletzt auch gegenüber den Herrschenden und Mächtigen durchzusetzen. Diese Situation der Anwaltschaft gilt es zu beenden.

Die von vielen Ärzten mitgestaltete Umwandlung des Gesundheitswesens in eine Gesundheitswirtschaft, in der der Arzt Dienstleister und der Patient Kunde ist, bietet sich an, einen der wichtigsten Pfeiler eines klassischen Standesberufs zu entfernen, nämlich die ausschließliche Eigenbewertung der Tätigkeit der Mitglieder der Berufsgruppe durch andere Mitglieder derselben Berufsgruppe. Nun haben die gesetzlichen Krankenkassen das Internet als Pranger entdeckt und fordern die Versicherten auf, ihre Ärzte ebendort in aller Öffentlichkeit zu bewerten. Es gibt niemanden, der mit diesem Vorgehen eine Verbesserung der ärztlichen Hingabe oder Leistung assoziieren könnte. Der alleinige Grund ist das Bemühen der gesetzlichen Krankenkassen, den Ärzten das Image des Interessenvertreters der Patienten zu nehmen und sich selbst anzueignen. Gleichzeitig bewirkt der Internet-Pranger die Herabwürdigung der Ärzteschaft auf den Status eines Handlangerberufs, der sich den Wünschen der Kunden und der Lieferanten ebenso wie der Finanziers unterzuordnen hat.

Gewollt oder nicht, die Krankenkassen, die den Internet-Pranger ins Leben rufen, gehen eine wohlfeile Allianz mit den Marketinginteressen der pharmazeutischen Industrie ein. Die Ideologie der Patientensouveränität, der verständliche Wunsch der meisten Ärzte, keine Patienten, sprich: Kunden, zu verlieren, und die an die Kunden gerichtete Direktwerbung der pharmazeutischen Agenturen verdrängen medizinisch-fachliche Argumente im Verschreibungsverhalten der Ärzte. Marktwirtschaftliche Kriterien gewinnen die Oberhand. Die Ärzte haben nur wenige Möglichkeiten, auf diesen Affront zu reagieren. Die offensive Inanspruchnahme der Rolle des alleinigen und kompromisslosen Anwalts der Patienten wäre eine Strategie. Sie ist freilich bestenfalls noch für eine kleine Gruppe unter den Ärzten sinnvoll, da mittlerweile zunehmend junge Menschen in diesen Beruf drängen, die die ehemaligen Ideale eines Standesberufs nur noch als Fremdworte kennen. Sie fügen sich mit einer bequemen Jobmentalität gut und gerne in die Strukturen der modernen Gesundheitswirtschaft ein, die man freilich wohl besser und ehrlicher eine „Krankheitswirtschaft" nennen sollte, da der kommerzielle Gewinn in erster Linie mit der Diagnose und Therapie des realen oder vorgeblichen Krankseins der Kunden zu erwirtschaften ist.

Diejenigen, deren persönliche Wesensart die Entwicklung der Ärzteschaft zu einer Handlangertätigkeit nicht verträgt, drehen diesem Beruf den Rücken und wenden sich zunehmend anderen Tätigkeitsfeldern zu, die ihren Erwartungen an eine ebenso verantwortungsvolle wie selbstbestimmte Lebensaufgabe eher entsprechen. Dass in Deutschland die Ärzte fehlen, die auch noch den Enthusiasmus mitbringen, etwa in der ostdeutschen Provinz für eine weitgestreute Bevölkerung hingebungsvoll zur Verfügung zu stehen, hängt auch mit dieser Entwicklung zusammen. Die absurde Forderung, hier Abhilfe zu schaffen, indem man die Anforderungen an diejenigen senkt, die zu einem Studium der Medizin zugelassen werden, wird im Falle ihrer Umsetzung bestenfalls zur Folge haben, dass in den Städten noch mehr willige ärztliche Dienstleister der Industrie und der Finanziers zur Verfügung stehen. Dass aus der Gruppe derer, die das Abitur mit einem schlechten Notendurchschnitt bestanden haben, ausgerechnet der Arzttyp erwächst, der in Deutschland fehlt, ist mehr als fraglich.

Arzt und Patient sind im Griff übergeordneter Mächte, die ihnen den Weg vorschreiben, der zu beschreiten ist, um die Länge und die Qualität des individuellen Lebens zu gestalten. Die übergeordneten Mächte, gegen die die Schöpfer der Medizin vor mehr als zwei Jahrtausenden angetreten sind, sind nicht mehr Götter, Geister, Dämonen oder Ahnen, deren Willkür oder unerforschliche Ratschlüsse die Kranken immer wieder überraschten. Es sind neuerdings Gruppierungen von Menschen, die über andere Menschen befinden. In der modernen Medizin ist der Kranke als Mensch den gesundheitspolitischen Entscheidungsträgern, den Investoren, den Herstellern ausgeliefert. Das Individuum darf sich glücklich schätzen, ein längeres und besseres Leben führen zu können als frühere Generationen. Länge und Qualität des Lebens aber entfliehen zunehmend einer als Schicksal anzunehmenden Schöpfung und werden zum Produkt einer von Menschen organisierten Gesundheitsindustrie.

Parallel zu den Entwicklungen im Apothekenwesen wird die Deprofessionalisierung der Ärzte und die erneute Überführung der Menschen in die gesundheitliche Unfreiheit freilich erst dann ihren Höhepunkt erreicht haben, wenn das elektronische Datenmanagement die einzelnen Ärzte als Verwalter individueller Patientendaten ausgeschaltet hat. Noch liegt die Verfügung über das Wissen, das der Arzt über seine Patienten-Individuen zusammenträgt, bei ihm.

Doch schon jetzt zeigen sich die fatalen Folgen für Patienten im digitalisierten Zeitalter, wenn ein Arzt, um sich selbst oder einer Krankenkasse einen wirtschaften Vorteil zu verschaffen, Patienten mit Diagnosen ernsthafter Krankheiten versieht, die diese gar nicht haben, und deren Kenntnisnahme durch Dritte die Möglichkeit persönlicher Nachteile enthält. Es ist kaum noch möglich, ein solches „Stigma", wenn es denn einmal in das Datensystem eingegeben worden ist, daraus wieder zu tilgen.

Wenn mittels der elektronischen Datensammlung, eingeleitet durch die so genannte elektronische Gesundheitskarte, Krankenkassen, Investoren und vor allem der Politik eine zentrale Verarbeitungsolcher Daten ermöglicht wird, die von jedem Menschen entweder im Zustand oder in der Erwartung von geistiger und/oder körperlicher Schwäche erhoben werden, dann wird der einzelne Mensch in einer noch sehr viel bedrückenderen Abhängigkeit von Mächten, die er nicht beeinflussen kann, gefangen sein als in jener fernen Zeit, als die Medizin erschaffen wurde, um ihn aus der Abhängigkeit vom Numinosen zu erlösen. [25] Aufzuhalten ist dieser Gang der Dinge nicht, da es keine politische Kraft und schon gar keine politische Partei gibt, die ein Interesse hätte, dem entgegen zu wirken.

Der wertvolle Kranke und die Beliebigkeitsheilkunde

Alle diese Entwicklungen entsprechen der Logik einer völlig neuen Situation. Erstmals in der Geschichte der Medizin ist der Kranke für die Volkswirtschaft ebenso wertvoll wie der Gesunde; vielleicht sogar noch wertvoller.

Deutlich war vor einigen Jahren bereits das Fazit einer immerhin sozialdemokratischen Ministerpräsidentin Heide Simonis, als sie für Schleswig-Holstein eine blühende Zukunft als Standort einer allumfassenden Gesundheitsindustrie ins Auge fasste: «Bisher haben wir den Gesundheitssektor eher als Kostenfaktor und damit als Last für die Gesellschaft angesehen, das gilt ab sofort nicht mehr.»[26]

Dieselbe frohe Botschaft verkündete der CDU-Politiker Friedrich Merz, als er im Jahre 2008 gleichgesinnte Autoren in einem Sammelwerk vereinte, dem er den vielversprechenden Titel *Wachstumsmotor Gesundheit* gab. Gesundheit als Selbstzweck ist eine so begehrte Ware, dass sie als Camouflage für den kommerziellen Umgang mit der Vorbeugung, Diagnose und Therapie von Kranksein herhalten muss.

Der Konsens, das bisherige Gesundheitssystem einer profitablen Krankheitsbewirtschaftung zu opfern, ist freilich so weit verbreitet, dass es gar keiner Camouflage mehr bedarf. So fand der Wirtschaftsrat der Christlich Demokratischen Union es keineswegs anstößig, am 28. September 2010 in den Räumen der Deutschen Bank ein Symposium mit dem Freidemokraten und Gesundheitsminister Dr. Rösler unter dem Titel „Gesundheitswirtschaft statt Staatsmedizin" zu organisieren. Man muss das gar nicht zweimal lesen, um sich die Augen zu reiben, wie die staatlich gelenkte Gesundheitspolitik, die in Deutschland ein weltweit bewundertes Gesundheitswesen hervorgebracht hat, nun als „Staatsmedizin" verleumdet wird, um der investorengelenkten Krankheitsbewirtschaftung freie Bahn zu schaffen.

Jeder darf teilhaben an den Gewinnpotentialen, die der so definierte Gesundheitssektor bietet; der SPD-Krankheitsökonom Lauterbach wirbt folglich für die „Möglichkeit, ... nicht über das Leben eines Versicherten ständig Gewinn zu machen oder nur den Gewinn mit dem Gesunden zu machen, sondern mit Krankheitsepisoden."[27]

Wenn sozialdemokratische Politik sich nicht scheut, solche Überlegungen als «gesundheitspolitische Perspektiven für neue Versorgungsformen» vorzutragen, dann ist es nur folgerichtig, welche Einschätzung Eugen Münch, der Aufsichtsratsvorsitzende der Rhön-Klinikum AG und nunmehrige Haupteigentümer der Universitätskliniken in Marburg und Gießen, sicherlich im Einklang mit seinem aus SPD- wie CSU-Politikern besetzten Aufsichtsrat, bereits am 12. Oktober 2005 vortrug: «Ich behaupte sogar, dass Medizin im Wesentlichen ein Konsumgut ist. ... Konsum lässt sich kaum mit Daseinsvorsorge umschreiben, sondern gehört zu dem, was wir mit Wirtschaft umschreiben.»[28]

So ist es nur konsequent, dass seit geraumer Zeit die Studierenden der Medizin bereits während ihrer Ausbildung an den Universitäten aufgefordert werden, statt von «Patienten» von «Kunden» zu sprechen – eine Entwicklung, die keineswegs einen deutschen Sonderweg darstellt. Als die von der Bush-Administration eingesetzte neue Leitung der bis dahin höchstes Ansehen genießenden US-Behörde für *Public Health*, die *Centers for Disease Control and Prevention* (CDC) in Atlanta, am 16. Juni 2003 ihre «Zukunftsinitiative» zur Neustrukturierung der CDC enthüllte, da lautete eines der sechs Grundprinzipien für die zukünftige Tätigkeit: «Die CDC werden eine Kunden-orientierte Organisation sein. Die wichtigsten Kunden sind die Menschen, deren Gesundheit zu schützen wir bemüht sind.»[29] Und damit auch alle Leser der neuen Richtlinien den konzeptuellen Umbruch richtig erfassen konnten, bot die Hintergrunderläuterung noch einmal eine Definition: «Für die Grundlegung der Zukunftsinitiative haben CDC-Mitarbeiter Anregungen und Kommentare eines breiten Querschnitts der CDC-Partner und Kunden (die Menschen, deren Gesundheit wir zu verbessern suchen) gesammelt.»[30] Proteste und Kündigungen angesehener wissenschaftlicher Mitarbeiter gegen diese offensichtliche Vereinnahmung des Gesundheitsschutzes durch merkantile Denkweisen bewirkten nichts.

Die zunehmende Ökonomisierung und damit eng verknüpft die Kommerzialisierung im Umgang mit Kranksein ist, wie bislang noch jede grundsätzliche Neuorientierung in der Geschichte der Medizin, keine auf die Medizin beschränkte Dynamik. Die Geschichte der Medizin ist, um ein Wort von Max Weber in anderem Zusammenhang zu gebrauchen, eine Mondscheingeschichte; sie erhält ihr Licht nicht aus sich selbst, sondern von anderen gesellschaftlichen Dynamiken. So nimmt das Gesundheitswesen mit der Wandlung des Patienten zum Kunden nur auf, was beispielsweise auch im Schulwesen neue Wirklichkeit ist: der Schüler, bzw. seine Eltern, gilt nun als „Bildungskunde". Jeder Kunde erwirbt, was er sich leisten kann. Mit der Bezeichnung „Kunde" wird eine Abwendung vom gleichen Recht auf Bildung als eben-so selbstver-

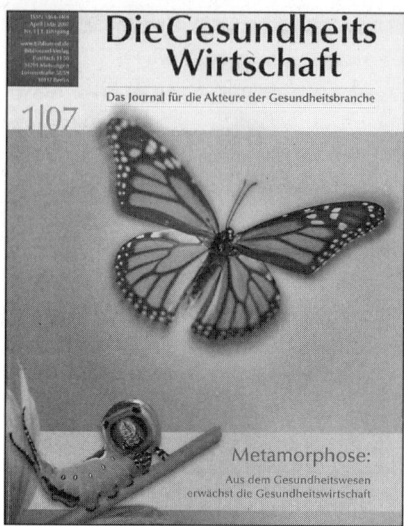

DieGesundheits Wirtschaft

Das Journal für die Akteure der Gesundheitsbranche

1|07

Metamorphose:

Aus dem Gesundheitswesen
erwächst die Gesundheitswirtschaft

Die Metamorphose vom Gesundheitswesen zur Gesundheitswirtschaft: aus
einer unansehnlichen Raupe erwächst
ein hübscher Schmetterling[31]

ständlich etikettiert, wie in der Medizin der Patient, der zum Kunden mutiert ist, sich in einem Geschäftsumfeld wiederfindet, in dem die zu erwartende Leistung an seine eigene Fähigkeit und Bereitschaft, etwas zu erwerben, geknüpft ist.

Gesundheit ist für die Politik in mancher Hinsicht wieder das geworden, was sie vor dem 18. Jahrhundert war: nämlich Selbstzweck. Ein Wert, den jedes – oder doch fast jedes – Individuum schätzt. Der Staat aber kann sich aus der Verantwortung zurückziehen, diesem Wert für jedermann und koste es was es wolle zur Durchsetzung zu verhelfen.

Die Bevölkerung wird aufgefordert, sich selbst um die Realisierung ihrer Werte zu kümmern und für die Verfügbarkeit entsprechender finanzieller Mittel zu sorgen. Länge und Qualität des Lebens hängen wieder verstärkt von den eigenen finanziellen Möglichkeiten ab. Die Qualitätssicherung des Lebens wird von ebenso maßgeblichen wie erfolgreichen Akteuren im ökonomisierten Gesundheitswesen als eine rein persönliche Konsumfrage interpretiert. In den Worten von Eugen Münch:

«Es besteht eben kaum ein Unterschied, wenn sich ein 16-Jähriger ein Moped anschafft, um mit der gewonnenen Mobilität seine Freunde und Freundinnen zu beeindrucken und so seinen Platz zu finden und zu behaupten, oder wenn sich ein 70-Jähriger eine künstliche Hüfte beschafft, um damit im Kreise seiner Gruppe weiter an Wanderungen teilzunehmen und damit dazu zu gehören und die gewohnte Rolle zu spielen. Dabei hat sich an der Tatsache nichts geändert, dass sich ein junger Mopedfahrer – wie ein John Wayne auf dem Pferd – in der Abendsonne reiten sieht oder der Alte mit der Hüfte, obwohl er noch humpelt, das Bild des jungen Adonis auf der Pirsch in sich trägt. Denn die Herzoperation, gerade wenn sie von einer Koryphäe ausgeführt wird, hat einen Erlebniswert, der mehr Stoff für Berichte in der Gruppe hergibt, als ein Aufenthalt in der Karibik».[32]

Der bildhafte Zynismus dieser Aussage lässt vergessen, dass der Aufenthalt in der Karibik nicht jedem Bürger offensteht und daher auch nicht jeder die Qual der Wahl hat, seinen Freunden von einem solchen Ausflug oder von den Freuden einer Herzoperation berichten zu wollen. Die Übergabe der Gestaltungsmacht im Gesundheitswesen an Investoren mit der Denkweise eines Herrn Münch beruht auf der Einschätzung, dass der Kauf eines Mopeds dieselbe ökonomische Relevanz hat wie der Erwerb einer künstlichen Hüfte.

Der Staat zieht sich auch aus der Definition zurück, welche Art der Heilkunde die Bevölkerung für ihr Streben nach Gesundheit in Anspruch nehmen sollte. Das über lange Jahrzehnte nahezu selbstverständliche Monopol der Medizin im akademischen Rahmen fällt zusehends dem Vordringen einer Beliebigkeitsheilkunde zum Opfer.[33] Unter solch missverständlichen Bezeichnungen wie «alternative Medizin», «komplementäre Medizin» und neuerdings «integrative Medizin» hat wissenschaftlich weder legitimierte noch legitimierbare Heilkunde seit etwa den 1970er Jahren zunächst die Randbereiche der Laien- und Heilpraktikerdiagnostik und -therapie und neuerdings auch die Zentren akademischer Medizin durchdrungen, die ehemals den Anspruch der Wissenschaft vertraten. Die Gründung von Ambulanzen mit dem Angebot einer Beliebigkeitsheilkunde innerhalb von medizinischen Universitätskliniken, die nach persönlichem Gutdünken der Heiler alle möglichen traditionellen oder auch neuzeitlichen Diagnosen und Therapien nichtmedizinischer Heilkunde zur Anwendung bringt, ist der vorläufige Höhepunkt dieser Entwicklung. Es ist keine Frage, dass bislang außerhalb der Medizin nicht selten erfolgreich eingesetzte Therapien und Substanzen wissenschaftlich erforscht werden können und auch sollten. Mit der Einrichtung z. B. von Extraordinariaten für «Komplementärmedizin» wird aber die Lehre bereits zu einem Zeitpunkt auf ein vermeintlich akademisches Niveau gehoben, zu dem es noch gar keine belastbaren wissenschaftlichen Erkenntnisse gibt.

Der Bundesgerichtshof hat diese Entwicklung mit einer Entscheidung aus dem Jahre 1992 legitimiert, als er die gesetzlichen Krankenkassen ermächtigte, auch die Kosten für wissenschaftlich nicht als wirksam erwiesene Heilverfahren zu erstatten.[34] Die Krankenkassen haben diesen Ball gerne aufgenommen, erlaubt er doch eine signifikante Ausweitung der Palette ihrer Angebote und somit auch ihrer Umsätze. Viele Ärzte haben die Grenzen der Medizin überschritten und mit indischem Ayurveda, chinesischer Akupunktur und TCM oder auch im Rückgriff auf einheimische traditionelle Heilweisen die konzeptuellen und klinischen Unzulänglichkeiten der Schulmedizin auszugleichen gesucht.

Tatsächlich bietet die nicht-medizinische Heilkunde einen von vielen Medizinern wahrscheinlich gar nicht bewusst wahrgenommenen Vorteil: sie steht in weiten Bereichen noch außerhalb der Gestaltungs- und Steuerungsmöglichkeiten staatlicher und industrieller Kräfte. In der Anwendung nichtmedizinischer Heilkunde sind Patienten und Heiler gleichsam noch unter sich. Der Begriff der Beliebigkeitsheilkunde deutet an, dass hier noch jeder seiner persönlichen Weltanschauung folgen kann. Die Akupunktur und die sogenannte Traditionelle Chinesische Medizin, um nur diese Beispiele anzusprechen, sind weder in Diagnose noch in Therapie standardisierbar. Die Wahrscheinlichkeit, dass ein Patient, der fünf verschiedenen Praktikern dieser Heilkunde vorgestellt wird, mit fünf verschiedenen Diagnosen und Behandlungsvorschlägen konfrontiert wird, ist – nicht unähnlich der Praxis der Orthopädie in der Schulmedizin – sehr groß.

Doch das Bemühen, auch die Akupunktur als derzeit vielleicht populärste nichtmedizinische Heilweise in die Mechanismen wissenschaftlicher und folglich auch ökonomischer Normierung therapeutischen Handelns einzubeziehen, ist weit verbreitet.[35] Vor allem in Deutschland sind Ärzte dem Ruf der Krankenkassen gefolgt und haben an Zehntausenden von Probanden und unter erheblichem Kostenaufwand in mehr oder weniger zweifelhafter Methodik Versuche durchgeführt, deren Resultate bislang lediglich darin zu sehen sind, dass die Krankenkassen den Akupunkteuren nun vorschreiben können, bei ein, zwei orthopädischen Heilanzeigen eine Standardpunktkombination zu stechen und dafür ein lächerliches Entgelt zu erhalten.[36]

All dies könnte als marginale Erscheinung einer Zeit angesehen werden, in der ein zunehmender Teil der Bevölkerung angesichts der permanenten Energiekrise, angesichts der Ängste, die die wachsende Durchdringung unserer Umwelt und unseres Körpers durch Chemie und Technologie hervorruft, sich eine Heilkunde herbeisehnt, die die angeblichen energetischen Störungen im individuellen Organismus behebt und mit natürlichen, also «reinen» Verfahren Kranksein vorbeugt oder auch heilt. Für unseren Diskurs von Belang ist der Rückzug nicht nur des Staates, sondern auch der Wissenschaft und letztlich der Gesellschaft als solcher aus dem vormaligen Bemühen, eine wohldefinierte Medizin für ein wohldefiniertes Ziel zu entwickeln und einzusetzen. Dem steht die Beliebigkeitsheilkunde nun entgegen. Gesundheit ist Selbstzweck, und jedem ist die Freiheit gegeben, das Ziel auf eigene Weise zu erreichen. Dass sich auch Universitäten diesem Trend bereitwillig öffnen, mag auf den ersten Blick erstaunlich scheinen, ist aber nicht zuletzt angesichts unübersehbarer finanzieller Vorteile nur zu verständlich.

Die Aussicht freilich, mit dieser Beliebigkeitsheilkunde existentielle Selbstbestimmung zu erlangen, ist gering. Diejenigen akuten und chronischen Leiden, die den individuellen Körper und Organismus am stärksten belasten und somit Länge und Qualität der individuellen Existenz am ärgsten beeinträchtigen, sind mit der Beliebigkeitsheilkunde nicht therapierbar. Sie wird daher von der klinischen Wirksamkeit her eine Marginalie bleiben, im Marktgeschehen des Umgangs mit subjektiv empfundenen funktionalen Leiden jedoch eine wachsende Bedeutung erlangen und somit der Medizin langfristig unübersehbar zur Seite stehen.

Allen diesen Beobachtungen eines schwindenden Durchsetzungswillens staatlicher Gesundheitspolitik entgegenzustehen scheint ein neues Konzept auf internationaler Ebene, um das sich Regierungen und Wissenschaftler, die Weltgesundheitsorganisation ebenso wie Nichtregierungsorganisationen und manche anderen Gruppierungen scharen: *Global Health Diplomacy*. Eine Führungsrolle in der Durchsetzung dieser «globalen Gesundheitsdiplomatie» hat die Schweiz übernommen.[37] Hier ist ein neuer Schwung zu beobachten, Gesundheit nun endlich weltweit durchzusetzen – Gesundheit als Menschenrecht? Was auf den ersten Blick den Anschein erwecken mag, diese Aktivitäten seien der Gesundheit als Selbstzweck gewidmet, erweist sich bei genauerem Hinsehen als die Fortführung der im nationalen Rahmen immer weniger attraktiven Instrumentalisierung der Gesundheitspolitik als Mittel für ganz andere Zwecke.

So ist es auch nicht verwunderlich, dass in der vielbeachteten «Oslo-Erklärung» der Außenminister Brasiliens, Frankreichs, Indonesiens, Norwegens, des Senegal, Süd-Afrikas und Thailands vom 20. März 2007 zum Beispiel in der Aufforderung, wie man mit HIV/AIDS umgehen solle, eine «kollaborative Handlungsweise» an erster Stelle mit der Herausforderung begründet wird, die dieses Gesundheitsproblem für den Handel darstellt.[38] Das körperliche und seelische Leid unzähliger Individuen ist für die Außenminister offenbar kein vorrangig nennenswertes Argument.

Wenn sich selbst Außenministerien nun für die *Global Health Diplomacy* einsetzen und den Fachministerien ein gutes Stück Gestaltungsmacht nehmen, dann ist der Anreiz zu derlei Aktivitäten in der Erkenntnis zu sehen, dass, wie es jüngst auf einer einschlägigen und hochrangig besuchten Tagung in Berlin erläutert wurde,[39] globale Gesundheitsfürsorge nichts anderes ist als globale Handelspolitik und Sicherheitspolitik. Gesundheitliche Katastrophen wie die SARS-Epidemie lähmen den Handel. Ungleiche Gesundheit zerstört soziale Netzwerke, bestärkt den Terrorismus und fördert die Armut. Ein armes, von Krankheiten geplagtes Land aber, so lautete die Botschaft, ist ein Hindernis für die ökonomische Entfaltung. Das ist sicher alles zutreffend, zeigt aber auch, dass die Gesundheit eben nicht als Menschenrecht an erster Stelle politischen Bemühens steht, sondern als Mittel zum Zweck.

Von den Arbeitermassen in den Manufakturen und den Menschenmassen in den Volksheeren bis zu den Sicherheitserfordernissen und globalen Handelsaussichten in der Gegenwart – der Zweck mag sich geändert haben, aber die Tatsache bleibt, dass eine umfassende Gesundheitspolitik an sich nur wenige Fürsprecher findet.

Dies sind heute Idealisten, die sich vielleicht in Nichtregierungs-organisationen vereinen und, wie etwa der Global Fund, begrenzte Steuermittel für ihr Wirken erhalten. Es können aber auch namhafte oder besonders wohlhabende Persönlichkeiten sein, die sich gleich-sam als Paten mit Namen oder Geld für die Bekämpfung einer bestimmten Krankheit zur Verfügung stellen. Auch das ist sicher für viele Menschen hilfreich, aber anzumerken bleibt, dass es auch hier letztlich nicht um Gesundheit an sich geht, sondern um einige besonders prestigeträchtige Probleme, die auf diese Weise eine Zeit-lang Aufmerksamkeit erhalten, während unzählige andere Leiden unerwähnt bleiben.

So läuft die internationale Entwicklung in mancher Hinsicht parallel zu den Geschehnissen, die in Deutschland zu beobachten sind. Die Entmachtung der Gesundheitsministerien und die Unter-ordnung der Gesundheitspolitik unter die Erfordernisse interna-tionaler Handels- und Sicherheitspolitik legt die Verantwortung für die persönliche Gesundheit außerhalb der Problemfelder, die im Scheinwerferlicht politischer Interessen liegen, in die Hände der Betroffenen selbst. Diesen Freiraum kann jeder füllen, wie er möchte, vor allem aber wie es seine persönlichen Mittel und das historisch gewachsene Umfeld es erlauben. Das Hickhack um die so genannten Anti-Raucher-Gesetze in Deutschland zeigt sehr schön, dass es dem Staat letztlich gleichgültig sein kann, ob ein Raucher sich selbst zu Grunde richtet. Das ist seine Privatangele-genheit.

Ein sinnvolles politisches Fazit dieser Entwicklung auf nationaler Ebene wäre der Ruf nach der Auflösung der Gesund-heitsministerien und der Einbeziehung dieser Ressorts in die Wirt-schaftsministerien. Gleich, ob man nun die irreführende Bezeich-nung „Gesundheitswirtschaft" oder die wohl korrektere Bezeich-nung „Krankheitswirtschaft" bevorzugt – Ökonomie und Kommerz stehen zunehmend im Vordergrund des politischen Handelns und rechtfertigen daher die Einbindung in das Wirtschaftsministerium. Hinzu kommt, dass der Beitrag des herkömmlichen Gesundheits-ministeriums zum Schutz der Gesundheit der Bevölkerung kaum noch nennenswert ist und schon aus diesem Grunde kein eigenes Ressort mehr rechtfertigt.

7. LEBENSQUALITÄT, *WELLNESS*, *LIFE ENHANCEMENT*

Es mag sein, dass die moderne Medizin im Zusammenspiel mit günstigen Wohn-, Arbeits- und Umweltbedingungen die Länge des Lebens noch ein wenig zu dehnen vermag. Es mag auch sein, dass eine zunehmende Zahl von Menschen die letzten Lebensjahre nicht in pflegebedürftigem Zustand, sondern in rüstiger Verfassung wird erleben können. Eine auch nur im Entferntesten berechtigte Erwartung, die Lebensfrist weit über das einhundertste Lebensjahr hinaus zu verlängern, hegt zurzeit wohl niemand.

Das Potential der Medizin, dem Menschen Gestaltungsfreiheit einzuräumen, liegt nun vornehmlich in der Verbesserung der Lebensqualität. Begriffe wie «Volksgesundheit» oder auch *Public Health* erscheinen angesichts der neuen Lockrufe «wellness» und «life enhancement» wie aus einer vergangenen Epoche der Biederkeit. *Wellness* und *life enhancement* zielen eindeutig auf das Engagement des individuellen Konsumenten; Volksgesundheit und *Public Health* haben ihre begriffliche Leuchtkraft eingebüßt, weil sie den Eingriff des Staates und die überindividuelle Fremdfürsorge verkörpern.

Die Ideen, die hinter *wellness* und *life enhancement* stehen, sind nicht neu. Neu ist das industrielle Konsumangebot, das kaufkräftigen Individuen verspricht, Qualität und Länge des Lebens selbständig formen zu können. Die Medizin bewegt sich dabei in einem Umfeld, dessen Grenzen zunehmend ungewiss sind. Es gibt kaum eine körperliche oder geistige Fähigkeit, die nicht durch Produktkonsum aufgebessert, *enhanced*, werden könnte. Das Individuum ist vom Produkt der Schöpfung, die man akzeptieren muss, in den Status eines Designprodukts übergegangen, das sich aus den persönlichen Wünschen und den Angeboten biochemisch-biotechnologischer Eingriffmöglichkeiten formen lässt.[40]

Die Medizin als Industrie sucht sich neue Geschäftsfelder. Eines dieser Geschäftsfelder ist das Produkt Mensch. Die Medizin nutzt ihre Fähigkeiten nicht länger nur dazu, auf die Leiden zu reagieren, die einen Menschen im Laufe seines Lebens befallen mögen. Zeitgleich mit der Überantwortung eines gesundheitsfördernden Verhaltens in die private, individuelle Lebenssphäre hat sich ein ganz neuer Markt aufgetan. Dieser Markt endet nicht dort, wo ein Fitnessstudio oder ein Ernährungsberater ihre Dienste anbieten. Der Wellness-Markt verspricht mehr. Er verspricht, den Menschen zu perfektionieren. Der Mensch wird von dieser Industrie zum Produkt erklärt, das es zu verbessern gilt.

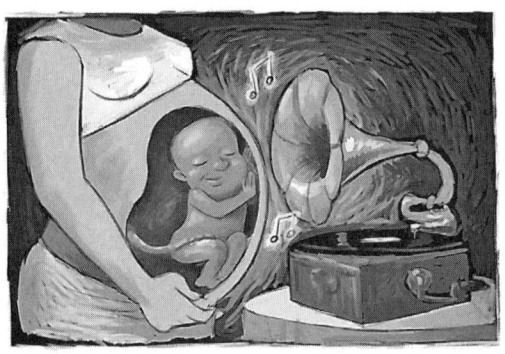

Karikatur aus einer chinesischen Zeitung zu einem Bericht über die Renaissance antiker Techniken zur Erziehung des Fötus im Mutterleib. *China Daily*, 22. August 2007

Die Formung beginnt, wie könnte es anders sein, mit der pränatalen Phase. Das ist nicht unbedingt neu. Schon vor eintausend Jahren waren Ärzte davon überzeugt, dass man den werdenden Fötus im Mutterleib durch äußere Anreize in seinem Charakter beeinflussen könne. Schwangeren wurde geraten, um nur ein Beispiel aus vielen zu nennen, Gemälde wilder Tiere anzuschauen, um einen mutigen Sohn zu gebären. Die Ungewissheit der Wirkung solcher Anreize wird auch heute noch von denen in Kauf genommen, die sich bemühen, die zukünftige Gemütslage ihrer Kinder dadurch zu beeinflussen, dass sie vor dem Mutterleib klassische Musik abspielen. Viel effektiver sind freilich moderne Maßnahmen, durch pränatale Diagnostik bei Föten oder durch selektive Implantation von in der Reagenzschale befruchteten und genetisch getesteten Eizellen sicherzustellen, dass der zu erwartende Nachwuchs bestimmten Idealforderungen entspricht.

Das vormalige Bangen, ob das Kind gesund, hübsch, intelligent sein wird, kann heute bereits durch vorgeburtliche Eingriffe in vieler Hinsicht begrenzt werden. Die Selektion des sogenannten lebensunwerten Lebens lässt sich nun mühelos pränatal erledigen. Eine liberale Abtreibungsgesetzgebung bietet die Möglichkeit, Föten mit einer ganzen Reihe von körperlichen Schädigungen, mit denen in der Vergangenheit Menschen durchaus lebensfähig waren und gegebenenfalls in der Obhut und mit der Zuneigung anderer Menschen leben konnten, vorgeburtlich als unerwünscht auszusondern und zu vernichten. Das Produkt Mensch wird so gestaltet, dass es den Idealen der Erwerber entspricht: es soll fehlerlos und in der Skala der erfolgversprechenden Eigenschaften möglichst weit oben angesiedelt sein. Ärzte, die es auf Grund einer Fehldiagnose versäumt haben, durch rechtzeitig eingeleiteten Schwangerschaftsabbruch die Geburt eines nicht den Idealen entsprechenden Kindes zu verhindern, dürfen mit guten Erfolgsaussichten auf Schadensersatz vor Gericht zitiert werden.

Die katholische Kirche hat bereits 1987 in dem Schreiben *Donum Vitae* und erneut im Jahre 2008 in der Anleitung *Dignitas Personae* gegen die reproduktionstechnische Entwicklung eines Produkts Mensch explizit Stellung bezogen: «Der Wunsch nach einem Kind kann nicht seine Produktion rechtfertigen»[41] Doch für immer mehr Menschen ist eine naturgegebene Unfruchtbarkeit nun eine Krankheit. Für die Behandlung einer solchen Krankheit besteht eine wachsende Nachfrage. Der Markt antwortet mit einem Angebot. Die künstliche Befruchtung verspricht die weiteste Bandbreite der Gestaltungsmöglichkeiten. Ob die Auswahl der Spermien eines habilitierten Hochschulprofessors aus einer Samenbank die Erwartung bestätigt, dass das auf diese Weise gezüchtete Kind später einmal einen hohen Intelligenzquotienten aufweist, sei dahingestellt. Wichtig ist das Bewusstsein, möglichst wenig dem Zufall oder eben dem Schicksal überlassen zu haben.

Ist das Produkt Mensch erst einmal geboren, ist in der frühkindlichen Ernährung sogleich darauf zu achten, dass der Organismus gegen eine Reihe möglicher Allergien, die erst später auftreten, gewappnet wird. Kindergarten und Schule sind die ersten Versuchsfelder, ob der neue Mensch bereits gewisser Regulierung bedarf, etwa durch Mittel, die die Konzentration und Aufmerksamkeit fördern oder einen unruhigen Charakter zähmen. Nichtmedikamentöse Verfahren der Psychologie und medikamentöse Eingriffe der Psychiatrie bereiten auf das Erwachsenenalter vor, für welches eine Vielzahl von Substanzen und operativen Eingriffsmöglichkeiten vorhanden ist, das perfekte Produkt Mensch zu schaffen. Was an diesem Produkt Perfektion ausmacht, bestimmt der Zeitgeist ebenso wie die Werbung, die dem Menschen eine gefühlte Minderqualität vor Augen führt und auf die Mittel aufmerksam macht, mit denen sich der Makel ausgleichen lassen kann.

Vor allem der Chirurgie ist auf diese Weise ein großer Markt entstanden. Es sind ja nicht nur die klassischen Eingriffe wie der Austausch einer verschlissenen Hüfte oder die Rekonstruktion eines Gesichts nach einer krankheitsbedingten Deformierung, die einem Menschen wieder ein Gefühl vermitteln, im Alltag unauffällig mitwirken zu können. Das Gesäß, die Brüste, der Haaransatz, die Nasenspitze, die Zahnstellung, die Ohren, das Kinn, die Altersfalten – alle möglichen Abweichungen von einem Idealbild lassen sich korrigieren. Das Produkt Mensch ist das einzige Produkt, das sich selbst korrigieren kann, wenn man ihm nur die Möglichkeiten dazu einräumt.[42]

Richten sich die mechanischen Eingriffe der medizinischen und der plastischen Chirurgie auf die Perfektion des Körpers, so locken ungezählte Anbieter mit psychologischen Ansätzen und chemischen Substanzen, um vermeintliche geistige Defizite auszugleichen. Interessierte können sich mentalen Trainingsprogrammen aussetzen, die «Sie in Ihrem Fleisch mit einem ganz neuen Geist entstehen lassen», «mit der Aussicht auf ein blühendes, stressfreies Leben: leicht, schnell und wirkungsvoll», «entdecken Sie, wie Sie zu der Person werden, die Sie sein möchten», «Sie werden die Verhaltensweisen erlernen, die Sie benötigen, um die Person zu sein, für die Sie sich entschieden haben.»[43] Lang ist die Liste der Versprechungen, die den Menschen als Konsumenten ansprechen, der Produkte einkaufen soll, um seine persönlichen Wünsche zu erfüllen.

Auch kirchliche Institutionen, einige Klöster zumal, haben sich dem Wellness-Trend geöffnet. Die Theologie spielt bestenfalls noch in Form eines Buddhismus-light eine Rolle, die finanziellen Gewinne lassen keinen Vorbehalt aufkommen gegen die Vermarktung eines traditionell christlichen Ambientes der Ruhe, der Einkehr, der Besinnung und der Spiritualität an diejenigen, die auf dem Weg zur Lebensgestaltung die eigene Initiative über die Unerforschlichkeit Gottes stellen.

Lang ist auch die Liste von chemischen Stoffen, die als *smart drugs* kognitive Verbesserungen eines unvollkommenen Produkts versprechen, ohne dass man sich in ein Fitnessstudio oder Wellness-Kloster begeben muss. Je nach Mut und Gestaltungseifer kann man zu Vitaminen und Enzymen greifen, oder auch zu Substanzen für *life-extension* und *cognitive enhancement*, deren Zielorgan das Gehirn ist. Ein typisches Mittel für derlei auch als Neuro-Doping bezeichnete Eingriffe ist Deprenyl, bekannt auch als «anti-aging Aphrodisiacum». Die erfolgversprechende Anwendung in der psychiatrischen Therapie von Parkinson, Depressionen und der Alzheimer-Krankheit haben dieser Substanz auf dem freien Markt den Nimbus verschafft, das Altern aufhalten und kognitive Fähigkeiten ausweiten zu können. In Deutschland ist dieses Mittel nur für die Behandlung von Parkinson zugelassen; der Internethandel versorgt über alle Grenzen hinweg diejenigen, die sich davon ein *cognitive enhancement* versprechen.

Dehydroepiandrosteron (DHEA), um ein weiteres Beispiel zu nennen, ist ein Steroidhormon, das im Körper selbst gebildet wird. 30 mg produziert der Organismus im Alter von 20 Jahren; nur noch 6 mg im Alter von 80 Jahren. Die Substanz ist Grundlage eines Multimillionen-Dollar-Umsatzes in der Nahrungsmittelergänzungsindustrie, die mit wissenschaftlichen Erkenntnissen wirbt, DHEA sei nicht nur geeignet, die Libido anzuregen, sondern stärke das Immunsystem und, vor allem, bessere die Gedächtnisleistungen und verlängere möglicherweise das Leben.

Im Gegensatz zu Nikotin und Alkohol, den in der Gesellschaft bereits seit Jahrhunderten fest verankerten Stimulantien, bieten moderne Substanzen des Neuro-Enhancements sogar den Vorteil, dass sich noch keine Hinweise auf mögliche körperliche Schäden ergeben haben. So ist es nicht verwunderlich, dass eine Gruppe von Wissenschaftlern, Neurobiologen und Bioethikern in dem renommierten Wissenschaftsmagazin *Nature* unter dem Stichwort *We should welcome new methods of improving our brain function* den ungezwungenen Umgang mit derlei Substanzen fordern: «Die menschliche Erfindungsgabe hat uns Mittel wie die Schrift, das Drucken und das Internet in die Hand gegeben, die unsere Gehirne unterstützen. Wir alle wissen, dass Übung, angemessene Ernährung und ausreichender Schlaf das Gehirn optimieren. Die Medikamente, von denen wir sprechen, ebenso wie neuere Technologien der Gehirn-Stimulation, sind grundsätzlich nichts anderes als Bildung, eine gesunde Lebensweise und Informationstechnologie.»[44]

Diese Argumentation ist, auch unabhängig von der Tatsache, dass zumindest zwei der Wissenschaftler-Autoren in finanzieller Abhängigkeit der Industrie stehen, deren Produkte sie hier befürworten, interessant, weil das Neuro-Doping hier geschickt in einer Reihe mit althergebrachten Selbstverständlichkeiten kultureller «Bildung» und neuzeitlich technologischer Fortschritte genannt wird. Der vermutlich für manche Menschen noch problematische Eingriff in die Gehirn-Chemie wird somit selbst als unbedenkliche Selbstverständlichkeit bezeichnet.

In einer antiken Schrift heißt es, der Gelbe Kaiser in China sei sehr alt geworden, da er im Laufe der Zeit mit 1200 Frauen geschlafen habe. Die Suche nach Elixieren, die das Ende hinausschieben können, ist möglicherweise von China über die arabische Welt nach Europa gelangt. Wie viele Menschen den Traum, über die Einnahme von Zinnober, der in Reinform einzig ungiftigen Quecksilberverbindung, ein langes Leben zu erreichen, mit dem Leben bezahlen mussten, ist nicht bekannt. Die modernen Elixiere führen in der Regel nicht in den Gifttod, ob sie tatsächlich wirken, ist aber auch nicht sicher. Wichtig ist auch hier: das Bewusstsein, selbst für die Länge und Qualität des eigenen Lebens verantwortlich zu sein.

Der Drang, dafür etwas tun zu wollen, veranlasst viele Menschen, sich selbst als Produkt zu verstehen, das es zu optimieren gilt. Das Produkt, zu dem der Konsument sich dabei selbst umbildet, ersteht nur scheinbar aus der Selbstbestimmung des Individuums. Der

Leistungswille, das ästhetische Idealbild, die geistigen Fähigkeiten, die hier verwirklicht werden sollen, sind Facetten eines Idealbilds, das aus den Anforderungen des modernen Wirtschaftslebens ebenso wie aus der Werbung der Hersteller der entsprechenden Hilfsmittel erwachsen ist.

Die allgemeine Bestürzung angesichts des Misserfolgs gerade solcher Menschen, die sich ganz besonders eifrig (und öffentlich) bemüht haben, das denkbar Beste aus ihrem Leben zu machen, ist kurzfristig groß. «So wie beim Tod des 58-jährigen US-Fernsehmoderators Tim Russert im Juni 2008. Der populäre NBC-Journalist war an einem Herzinfarkt gestorben. Dabei war er ein Vorbild an vorsorgender Lebensführung. Er nahm Aspirin, ließ sich jährlich durchchecken, unterzog sich dabei einem Belastungs-EKG und trainierte regelmäßig auf dem Fahrrad-Heimtrainer. Er starb trotzdem jung – und machte sehr viele Amerikaner sehr nervös. Ihrer Verunsicherung machten sie in Briefen an die *New York Times* Luft, so dass sich die Zeitung zu dem Kommentar veranlasst sah: ‹Man glaubt nicht mehr, dass Menschen auf diese Weise sterben können – besonders dann nicht, wenn sie intelligent, gebildet, erfolgreich und gesundheitsbewusst sind und von Ärzten betreut werden›.»[45] Offensichtlich sind der menschlichen Gestaltungskraft auch nach zweieinhalbtausend Jahren Grenzen gesetzt; die Medizin ist aufgefordert, diese Grenzen zu verschieben.

8. Grenzerfahrung, Grenzüberschreitung

In ihrem Bestreben, Wissen zu eröffnen, das dem Menschen die Macht verleiht, Lauf und Qualität seines Lebens selbst zu bestimmen, stößt die medizinische Wissenschaft periodisch nach wie vor auch an eine andere Grenze. Sie äußert sich in dem Ruf «bis hierher und nicht weiter!», mit dem die Sachwalter menschlicher Abhängigkeit von numinosen Mächten zum Widerstand aufrufen. Die Schaffung der Medizin selbst vollzog sich gegen solchen Widerstand; Sokrates büßte die neue Sichtweise auf die Welt mit seinem Leben. Andreas Vesalius (1514–1564) hat sein anatomisches Meisterwerk *De humani corporis fabrica* (Basel, 1543) nur unter größter Bedrängnis verfassen können. Auch er büßte letztlich für seine Wissbegier mit einem frühen Tod.

Die jüngste Grenzerfahrung hat ihren Ursprung in der Entwicklung von Molekularbiologie und Genetik. Stammzellforschung, pränatale Diagnostik und Klonen sind für die heutigen Gegner existentieller Selbstbestimmung der Menschheit Tabuzonen. Hier werden Marksteine gesetzt, die das Ende der Entwicklung anzeigen sollen, wenn es nach den Kräften geht, die dem medizinischen Fortschrittsdrang erneut ein «bis hierher und nicht weiter» entgegenhalten. Die Logik des Sinns der Medizin spricht dagegen, sich die mögliche Grenzüberschreitung zu versagen. Die kulturelle Aufgabe der Medizin steht auf dem Spiel, nicht weniger. Es spielt überhaupt keine Rolle, ob die Stammzellforschung mit Sicherheit oder nicht zu neuen, bahnbrechenden Therapien führen wird. Entscheidend ist, dass hier ein Forschungsfeld offen liegt, das die Medizin ihrem Ziel näherbringen mag, den Menschen aus dem unberechenbaren Griff des Schicksals zu befreien und in die selbst verantwortete Gestaltung seines Lebens zu entlassen.

Es gibt keine objektiven, unabhängigen ethischen Maßstäbe, die die Beharrer im Alten für sich beanspruchen könnten. Es sind Wertmaßstäbe, die hier angelegt werden, und Wertmaßstäbe sind im besten Fall Konventionen, an denen sich die Mehrzahl einer Gesellschaft orientiert, im schlechtesten Fall Zwänge, die eine mächtige Instanz auch andersdenkenden, aber schwächeren gesellschaftlichen Gruppierungen auferlegt.

Wenn aus den Reihen der politischen Partei Die Grünen die Forschung an embryonalen Stammzellen als «forschungspolitisch verbrämter Kannibalismus» (Volker Beck) bezeichnet wird[46] und selbst ein namhafter Moralphilosoph davon spricht, hier werde «schon reales Leben geopfert»,[47] dann sind solche Ausdrucksweisen sicher geeignet, eine Weile die Aufmerksamkeit zu erhaschen und manche Routinebedenkenträger dazu anzuregen, den Zeigefinger zu erheben. Schwerwiegender ist es schon, wenn den Stammzellen die Gleichstellung mit den geschundenen, ermordeten Opfern der NS-Verbrechen zugesprochen wird. Aus der Erfahrung mit diesen Verbrechen hat man die «Würde des Menschen» in die Präambel des deutschen Grundgesetzes aufgenommen, nicht um ein Entwicklungsprogramm zu schützen, das in der Biochemie einiger Zellverbünde enthalten ist.

Die von Gegnern etwa der Pränatalen Implantationsdiagnostik (PID) gewählte sprachliche Formulierung der „Tötung von Embryonen" verzerrt die Realität dieser medizinischen Leistung. Viele Menschen denken hier an eine Parallele zur Abtreibung, stellen sich unter „Embryonen" einen menschlichen Winzling mit zarten Ärmchen und Beinchen vor, dem nun ein frühes Lebensende droht. Dass es sich um die Vernichtung weniger befruchteter Zellen handelt, wird hinter der rhetorischen Keule einer „Tötung von Embryonen" verborgen. In der prinzipienstrengen Ablehnung der PID steht die Verweigerung einer existentiellen Selbstbestimmung gegen den berechtigten Wunsch einer begrenzten Zahl von Ehepaaren, die Träger von Erbkrankheiten sind und dennoch gesunde Kinder zeugen möchten. Genau dafür ist die Medizin geschaffen worden, und die Verwirklichung dieses Ziels wird wohl letztlich auch gegen alle Bedenken obsiegen.

Die Verwegenheit derer, die sich dagegen stemmen, den Menschen, also ihresgleichen, die Macht in die Hände zu legen, über das eigene Lebensschicksal zu befinden, und die zu rhetorischen Mitteln greifen, die davon ablenken sollen, was Stammzellen tatsächlich sind, ist endlich. Wie schon bei früheren Barrieren, die den Fortschritt aufhalten sollten, wird sich auch hier die kulturelle Aufgabe der Medizin und somit die Forschung, die bereit ist, neue Felder zu erschließen, durchsetzen. Das Gleiche gilt für das Klonen. Therapeutisches und reproduktives Klonen sind als Möglichkeiten in die Welt gesetzt; über kurz oder lang werden diese Verfahren, wenn sie sich als real durchführbar erweisen, auch für Menschen eingesetzt werden. Beides, therapeutisches und reproduktives Klonen, versprechen einen weiten Schritt vorwärts in die existentielle Autonomie des Menschen.

Dass dieser Schritt, wenn er denn einmal vollzogen wird, einen hohen Preis der gesellschaftlichen Anpassung an neue Verwandtschaftsbeziehungen und andere Strukturen nach sich zieht, wird hingenommen werden. Schon hat die britische Gesetzgebung nicht nur die Schöpfung genetischer Mensch-Tier-Chimären genehmigt; mit der Zulassung der Züchtung sogenannter «Rettungsgeschwister» hat auch der althergebrachte Begriff der Geschwisterliebe eine ganz neue, vielen noch nicht ganz geheure Dimension erhalten. Für das in stetem Wandel begriffene Produkt Mensch, das der Mensch selbst entwirft, wird notwendigerweise auch ein stets in Anpassung befindliches Umfeld geschaffen werden müssen.

Allein der Umgang mit dem Lebensende ist noch offen; hier konkurrieren vier verschiedene Interessenlagen. Das Individuum, das sein ganzes langes Leben dazu erzogen und aufgefordert wurde, die Dinge selbst zu regeln, mag sich nun einer Endphase seines Daseins gegenüber sehen, in der das persönliche Leid oder die Aussicht auf ein abhängiges, schmerzvolles Leben in der von Zeit- und Personalnot gekennzeichneten lieblosen Routinepflege die Überzeugung reifen lässt, ein selbstgewollter Tod sei der beste Ausweg. Mit diesem Wunsch steht das lebensmüde Individuum in Konflikt mit der Medizin, die sich zumindest in Deutschland nie wieder dem Verdacht aussetzen darf, die Aufrechterhaltung des Lebens, sei es nun «lebenswert» (wer auch immer dies definiert) oder nicht, sei nicht ihre oberste Priorität.

Die Medizin steht hier allerdings auch in einem Konflikt mit ihrer eigenen kulturellen Bestimmung, dem einzelnen Menschen die Selbstbestimmung über Güte und Länge des Lebens einzuräumen.

Das bedeutet nicht nur, das Leben so lange hinauszuziehen, wie es der gesunde Mensch sich wünschen mag, sondern auch dort beenden zu helfen, wo ein Individuum es aus guten Gründen nicht mehr weiterführen möchte. [48] So entspricht es der ureigentlichen Sinngebung der Medizin, wenn der einzelne Arzt aus der persönlichen Kenntnis eines Patienten eine Entscheidung trifft, die dem Wunsch des Einzelnen entspricht.

Das Unheil nimmt da seinen Ausgang, wo die Entscheidung über Sterbehilfe institutionalisiert oder zumindest kommerzialisiert wird. Der erforderliche Kontrollmechanismus ist nur als schreckliche Todesbürokratie vorstellbar.

Weil er Konsument der von ihnen angebotenen Dienstleistungen ist, haben auch die auf Rendite ausgerichteten kommerziellen Pflegeeinrichtungen und Hospize kaum ein Interesse daran, einen Patienten-Kunden zu verlieren. Die mögliche Anerkennung der Wirksamkeit von Patientenverfügungen stürzt die institutionalisierte Medizin in eine Sinnkrise, sie nimmt den Pflegeheimen ihre Kundschaft. Die Medizin hat in den ökonomischen Interessen der Pflegeindustrie einen starken Verbündeten in dem Bemühen, dem Individuum die Selbstbestimmung über das Lebensende zu versagen. Ungezählte Fälle der Lebensverlängerung, die von Verwandten und Anteil nehmenden Beobachtern nur als herzlos empfunden werden, finden sich in den Leserbriefspalten der Presse, wenn das Thema Sterbehilfe wieder einmal angesprochen wird. Vergleicht man die Zahl von 135 000 Abtreibungen in Deutschland mit dem zähen Bemühen der Krankenhäuser, dementen und biologisch sterbebereiten alten Menschen durch immer neue chemisch-pharmazeutische und technische Maßnahmen den natürlichen Tod verweigern, dann ist eine gewisse Diskrepanz unübersehbar. Der Koalition der Lebensverlängerer um jeden Preis sind auch die großen christlichen Religionsgemeinschaften beigetreten. Das mag auf den ersten Blick und auch in Hinblick auf die einleitende Aussage der Lehrschrift des Vatikans *Dignitas Personae* aus dem Jahre 2008 («Die Würde einer Person ist jedem Menschen von der Empfängnis bis zum natürlichen Tod zuzuerkennen») paradox erscheinen, ist es aber nicht. Anstatt in dem allmählichen Versagen der körperlichen Funktionen die seit dem Sündenfall von Gott gewollte Endlichkeit des irdischen

Daseins anzuerkennen, unterstützen die großen christlichen Kirchen die Maßnahmen der institutionalisierten Medizin, die schwindenden Körperfunktionen ohne Rücksicht auf den individuellen Wunsch der Leidenden auszugleichen und ein Weiterleben zu ermöglichen. [49] Für die christlichen Kirchen gilt gerade in Deutschland unabhängig von allen theologischen Erwägungen, was auch für die Medizin als Institution gilt: sie dürfen nicht in den Verdacht kommen, in irgendeiner Weise an der Unterscheidung von «lebenswertem» und «lebensunwertem» Leben beteiligt zu sein. Die Bürde der Vergangenheit ist eine Verpflichtung, die in vielen Einzelfällen zu Grausamkeiten führt. Eine Auflösung des Widerspruchs zwischen theologischer Prinzipientreue und dem Wunsch mancher extrem Leidender nach einem selbstbestimmten Lebensende ist nicht in Sicht.

9. AUSBLICK: PRODUKT MENSCH

Der Wertewandel in der modernen Medizin erfolgt allmählich und doch sichtbar. Es wird auch weiterhin den großen und bedeutenden Arzt geben, dessen Ruf etwa als Herzchirurg sich auf seine persönliche Fachkompetenz und seine menschliche Fähigkeit, ein Team zu leiten, gründen wird. Es wird, zumindest noch für eine Weile, den aufopferungsvollen praktischen Arzt geben, der sich zu einem geringen Entgelt der Tendenz der rein ökonomischen Bewertung allen Tuns widersetzt und Empathie in seine Tätigkeit einbringt. Das aber sind Randerscheinungen.

Der Wertewandel in der modernen Medizin führt den Umgang mit dem Phänomen Kranksein in Vorbeugung, Diagnose und Therapie in eine Situation, in der das durchaus vorhandene Potential, Individuen vor Kranksein zu bewahren und aus Kranksein zu erretten, in ein Kräftespiel eingebunden ist, das fachliche Erwägungen mit wirtschaftlichen und auch weltanschaulichen Interessen in einen viel stärkeren Konflikt bringt, als dies in früheren Epochen der Fall war.

Das staatliche Interesse am Gesundheitswesen ist darauf beschränkt, Grundbedingungen zu schaffen, die die Allgemeinheit vor Risiken schützen. Das gesundheitliche Wohl des Individuums ist für den Staat vor allem soweit von Bedeutung, als der Einzelne ein Mitspieler im Wirtschaftsgefüge ist. Daher liegt es überhaupt nicht im Interesse des Staates, die Position mittelständisch strukturierter, unabhängiger Ärzte und Apotheker zu stärken. Der Durchfluss heilkundlicher Waren und Dienstleistungen vom Hersteller zum Kunden ist wesentlich unkomplizierter und ökonomisch effektiver, wenn Ärzte und Apotheker, Experten also, die ausgebildet wurden, allein mit dem Blick auf den einzelnen Patienten fachlich und standesethisch zu argumentieren, aus den Zentren der Entscheidung verdrängt sind.

Fachliche Erwägungen und wirtschaftliche Interessen sind nicht im Konflikt, sondern können im Einklang stehen, wenn es darum geht, Menschen die Möglichkeit zu eröffnen, Länge und Qualität ihres Lebens nach eigenem Geschmack zu formen. Es hat sich bei wohl den meisten Menschen die Gewissheit durchgesetzt, dass Kranksein aus den Genen, aus Noxen der Umwelt, aus Giften im täglichen Leben und aus den Auswirkungen des Aufenthalts einer ganzen Reihe von Kleinstlebewesen im Körper erwächst. Folglich ist die Angst vor der Willkür oder dem unergründlichen Ratschluss eines Gottes als Ursache körperlichen und seelischen Leidens weithin verblasst und durch die Aufmerksamkeit auf die möglichen naturgegebenen oder aus menschlichem Wirken entstandenen Noxen ersetzt worden. In den Curricula der medizinischen Fakultäten des christlich geprägten Abendlands kommt Gott weder als Pathogen noch als Heiler vor.

Einer der Kanäle, die sich den Anhängern numinoser Mächte bieten, um wieder Eingang in die medizinischen Fakultäten und damit in die Beeinflussung, letztlich also die Behinderung medizinischen Fortschritts zu finden, ist die Bioethik. Bioethik ist Weltanschauung. Bioethik ist dem eigenen Anspruch nach das Bemühen, die neuen und in vieler Hinsicht problematischen Möglichkeiten medizinischer Technologie und Wissenschaft, Länge und Qualität des Lebens zu beeinflussen, auf eine ethische Grundlage zu stellen, die (irgendwie!) akzeptabel ist. Von einer höheren Warte aus betrachtet ist Bioethik in erster Linie die Beaufsichtigung, man könnte auch sagen: die Grenzsetzung der Entwicklung und Anwendung der Lebenswissenschaften.

Die Arena, in der die Bioethik sich bewegt, ist die der gesellschaftlichen Grundwerte, nicht die der Wissenschaft. Bioethiker auf Lehrstühlen in medizinischen Fakultäten mögen ihre wissenschaftliche Legitimation aus der Beschäftigung mit solchen Themen ableiten, die der Ethik verwandt sind, wie etwa die Verteilungsgerechtigkeit medizinischer Dienstleistungen, aber das ist Camouflage. Solche Fragekomplexe gehören grundsätzlich in die Gesundheitssoziologie oder Gesundheitsökonomie. Wo es um Grundwerte geht, können solche Bioethik-Lehrstühle kaum etwas anderes bieten als die pseudowissenschaftlich verbrämte Bestätigung vorgefasster Meinungen.

Der eigentliche Sinn der in den USA initiierten und seit geraumer Zeit in Europa aufgenommenen Bioethikbewegung ist die Ablösung der über Jahrhunderte von Ärzten definierten und gleichsam patriarchalisch auf die Arzt-Patienten-Beziehung auferlegten sogenannten medizinischen Ethik.

Die medizinische Ethik der Vergangenheit war eine Arzt-Ethik; im Rahmen der allgemeinen gesellschaftlichen Werte war sie darauf angelegt, in der Gesellschaft Vertrauen für die Tätigkeit des Arztes zu schaffen. Dieses Werben um Vertrauen schien antiken Ärzten erforderlich, weil sie über Verfahrensweisen verfügten, die sie in der Sicht der Laien (und nach allgemeiner Erfahrung) zum Guten ebenso wie zum Bösen, zum gesundheitlichen Vorteil der Patienten ebenso wie zu ihrem eigenen finanziellen Nutzen einsetzen konnten. Schon der legendäre Eid des Hippokrates bestand darum aus zwei Anteilen. Dem Anteil, der sich an die allgemeine Öffentlichkeit wandte und das Ziel verfolgte, dieser Öffentlichkeit darzulegen, dass die Ärzte ihre Kunst in höchstem Verantwortungsbewusstsein und nicht zuletzt in der Furcht vor einer Bestrafung jeden Fehlverhaltens durch die Götter ausübten.

Das im Altertum in Europa und in nichteuropäischen Gesellschaften wie etwa China bis in die Gegenwart vorhandene Risiko, Patienten bis zu einem krankheitsbedingten Lebensende zu begleiten und anschließend von den Verwandten oder anderen Beobachtern als mitschuldig am Tode angesehen zu werden, wurde mit solchen Deontologien im Laufe der Jahrhunderte verringert. Erst allmählich stellte sich der heutzutage in der westlichen Medizin selbstverständliche Zustand ein, dass der Arzt nicht in erster Linie nach dem Ergebnis seiner Tätigkeit, sondern nach der fachlichen Kompetenz seiner Therapie bewertet wird. Diese Situation ist sowohl für die Patienten als auch für die Ärzte von immensem Vorteil.

Neben dem an die Laien gerichteten Werben um Vertrauen enthielt schon der hippokratische Eid einen weiteren Anteil, der sich an die ärztlichen Kollegen wandte und von diesen Kollegen ein Verhalten in der Öffentlichkeit forderte, das geeignet schien, das latent stets vorhandene Misstrauen in die Kompetenz und die Moral der Ärzte auszuräumen. Das Verbot, Kollegen im Beisein der Patienten zu kritisieren, das noch heute im Werbeverbot fortdauert, stammt aus den Anfangszeiten der ärztlichen «Etikette»-Ethik. Das Bemühen um Vertrauen in eine scheinbar homogene Gruppe insgesamt schien den frühen Medizinern wichtiger als die Wünsche einzelner Ärzte, sich im Konkurrenzkampf zu profilieren. Eine unauffällige Anlage des erworbenen Besitzes fand in diese Ethik später ebenso Eingang wie in jüngerer Zeit der Ratschlag, auch bei vorhandenen ausreichenden finanziellen Möglichkeiten als Arzt doch besser keinen Luxuswagen zu fahren, um nicht den Anschein zu erwecken, die Erlöse der Diagnose seien einem wichtiger als der tatsächliche Zustand des zu behandelnden Patienten.

Diente also die althergebrachte medizinische Ethik, die sich nach wie vor gerne auf den Eid des Hippokrates beruft, den wohlverstandenen Interessen von Arzt und Patient aus ärztlicher Sicht, so ist die Bioethik der Versuch, nichtärztliche Interessen in die Gestaltung der medizinischen Versorgung der Kranken (und Gesunden) einzubeziehen und im Gesundheitswesen dominant zu etablieren. Das ist sicher aus mancherlei Perspektive sinnvoll, und es liegt nahe, die besonderen ethischen Herausforderungen einer modernen und globalisierten Medizin, die ökonomischen und kulturellen Verwicklungen der lebenswissenschaftlichen oder pharmazeutischen Forschung und andere Fragen mehr kooperativ und durch die Vertreter kompetenter Fächer zu beantworten.

Die zunehmende Komplexität der medizinischen Versorgung der Kranken trägt auch hier dazu bei, die klassische Arzt-Patienten-Beziehung zu sprengen und den Arzt aus der Verantwortung einer zentralen Kompetenz in die eines Mitwirkenden im Team abzudrängen. Die vielfach beschriebene Einengung des fachlichen Blicks der Ärzte auf einen pathologischen Teilaspekt einer Erkrankung öffnet eine Leerstelle hinsichtlich der vor allem mit schweren Erkrankungen einhergehenden sozialen, familiären und auch wirtschaftlichen Konsequenzen. Der Patient benötigt auch in dieser Hinsicht Ansprechpartner; der Arzt ist dies häufig nicht mehr. Folglich bilden sich Berufsgruppen, so etwa die Krankenhausseelsorger, heraus, die diese Lücke füllen und z. B. eine angemessene Beratung mit Blick auf die Folgen einer Diagnose oder Therapiemaßnahme über die rein medizinischen Kriterien hinaus anbieten. Auch aus dieser Sphäre des Umgangs mit den Kranken erwächst eine neue Bioethik, die ein Mitspracherecht nicht-ärztlicher Gruppen in der Gestaltung einer Therapie beanspruchen kann. Daher sind heute in vielen Krankenhäusern «Ethikkonferenzen» üblich, die nun solche Entscheidungen treffen, die bis vor kurzem noch ausschließlich in die Kompetenz der Ärzte fielen, so zum Beispiel in der Frage, ob einem schwerkranken Patienten mit unklarer Prognose die Fortführung einer Behandlungsmaßnahme vorgeschlagen werden soll oder nicht.

Alle diese Entwicklungen sind unvermeidlich und unumkehrbar. Tatsächlich vermischen sich in der Bioethikbewegung notwendige und hilfreiche Fortentwicklungen mit den Ansprüchen derer, die nicht nur das Umfeld und die Folgen der modernen Medizin für die Patienten erträglicher gestalten möchten, sondern die Entwicklung der modernen Medizin insgesamt in Frage stellen. Es wird sich zeigen, wie sich die ursprüngliche Bestimmung der Medizin gegen die Fortschrittsbarrieren durchzusetzen vermag, die in diesem neuen Umfeld unvermeidlich sind.

Ob der Mensch insgesamt zu Beginn des 21. Jahrhunderts weniger krank ist als zu Beginn der Medizin, darf bezweifelt werden. Die Fortschritte in der Medizin gehen nun einmal einher mit Veränderungen in Umwelt und Lebensführung, die selbst wieder ein kaum zähmbares Potential neuer Formen des Krankseins hervorzurufen geeignet sind. Auch die Medizin selbst ist als pathogener Faktor nicht zu unterschätzen. Unübersehbar und unzählbar sind die fatalen Folgen der Irrtümer, die die Medizin in ihrem nunmehr bereits mehr als zwei Jahrtausende währenden Bemühen, das menschliche Leben von körperlichen und seelischen Leiden zu befreien, begangen hat. Das schließt Scheußlichkeiten ein wie die noch gar nicht so lange zurückliegenden Versuche, Homosexualität durch Hodentransplantation «zu heilen», ruft die Erinnerung wach an die körperlichen und psychischen Leiden, die aus der noch bis spät in das 20. Jahrhundert üblichen operativen «Korrektur» der nicht eindeutigen Geschlechtszuordnung intersexueller Menschen resultierten, die man früher als Zwitter bezeichnete, und lässt an die ebenfalls noch bis in jüngste Zeit eingesetzten grausamen Behandlungen psychisch Kranker denken.

Im 19. Jahrhundert machte der ungarische Arzt Semmelweis seine Kollegen darauf aufmerksam, dass sie am Tode ungezählter Frauen im Wochenbett schuldig seien, da sie den Geburtsvorgang mit ungewaschenen Händen begleiteten. Medizinstudenten, so hatte er beobachtet, waren in ihrer Ausbildung aus dem Sektionssaal gleich in den Kreissaal geführt worden und hatten die Keime des Todes den Frauen in den Schoß gelegt. Das mag wie ferne Vergangenheit klingen, hat sich aber unter anderen Vorzeichen – und wieder waren ungezählte Frauen die Opfer – erst in jüngster Zeit wiederholt. Frauen sind an Krebsleiden verstorben und versterben weiterhin an Krebsleiden, die, wie man nun im Nachhinein weiß, als Folge der Hormontherapie der Menopause anzusehen sind. Die Reihe solcher Beispiele ließe sich nahezu endlos fortsetzen.

Tatsache ist dennoch, dass in den Industrienationen mehr Menschen heute ein langes und auch in hohem Alter rüstiges Leben genießen können als je zuvor und dies nicht nur dem Wandel in den Arbeits-, Wohn- und Ernährungsbedingungen verdanken, sondern auch den medizinischen Erkenntnissen von den biochemischen, also naturgesetzlichen Abläufen im gesunden und erkrankten Organismus. Aus diesen Erkenntnissen sind viele der Eingriffe gewonnen worden, die heute als lebensrettend angesehen werden. Welche weiteren Fortschritte mit diesen Ansätzen zukünftig noch erzielt werden können, ist ungewiss.

Folglich hat sich die Medizin nun der Qualitätssteigerung des normalen Organismus zugewandt, der sich zunehmend in einen genormten Organismus wandelt: Körper und Geist sind verbesserungswürdig und verbesserungsfähig. An dieser Verbesserung wirken so weit auseinanderliegende Kompetenzen wie die der plastischen Chirurgie und die der Molekularbiologie mit. Der einzelne Yoga-Praktiker, der einzelne Anwender von Taiji-Übungen und viele andere mehr gehen noch den herkömmlichen Weg des Individuums, um Länge und Güte ihrer Existenz zu formen. Die überwiegende Mehrheit der Menschen in den Industrienationen wird sich aber der Tendenz zu dem Produkt Mensch kaum mehr entziehen können. Die Technologie und die Bürokratie führen auch im Gesundheitswesen zu einer zunehmenden Datenvernetzung der Organismen. Der Zustand des Produkts Mensch wird auf einem Chip gespeichert und bei Bedarf ebenso gelesen und bewertet werden, wie der technische Zustand eines modernen Luxusgefährts in der Autowerkstatt.[50]

Der einzelne Mensch, der im Berufsleben steht, dessen Lebensqualität über die Leistungen der Sozial- und Krankenversicherungen keine Privatangelegenheit mehr ist, sondern aufgeht in einem Netzwerk des Gebens und Nehmens, wird über kurz oder lang die Autonomie verlieren, mit seinem Organismus in eigener Regie umzugehen. Diese Entwicklung hat sich bereits deutlich angekündigt; sie ist nicht mehr aufzuhalten. Spätere Generationen werden es sich nicht mehr vorstellen können, wie ihre Vorfahren unsicher von Arzt zu Arzt gewandert sind, unsicher, ob sie Schulmedizin oder alternative Heilkunde nutzen sollten, unsicher, ob die verordneten Medikamente ihrem individuellen genetischen Profil entsprechen, unsicher, ob sich die verschiedenen Substanzen zum Wohle oder Schaden des Organismus synergistisch verhalten.

Es wird den Urenkeln unfassbar erscheinen, dass es keine Vorkehrungen gab, um Unverträglichkeiten zwischen bestimmten Funktionen des Organismus und den Substanzen, die zu seiner Therapie oder «maintenance» aufgenommen werden müssen, von vornherein auszuschließen. Die Chiptechnologie und die elektronische Datenvernetzung der Individuen mit bestimmten Überwachungsinstanzen werden die Risiken der Vergangenheit aufheben und im Umgang mit der eigenen Gesundheit jeden einzelnen Nutznießer dieser Entwicklung dankbar auf die neuen Errungenschaften der Daseinsoptimierung schauen lassen.

Der Blick ist also nach wie vor in die Zukunft gerichtet. Neue Horizonte verspricht das Fach Evolutionsforschung. Hier wird die Vision eröffnet, das Produkt Mensch aus der begrenzten Manipulationsfähigkeit des Individuums herauszulösen und als Gesamtheit einem Idealzustand zuzuführen, der – und das ist das eigentlich Faszinierende – aller Wahrscheinlichkeit von einigen wenigen menschlichen Entscheidungsträgern als Zielvorgabe für alle Menschen definiert wird.

In einem Nachwort zu dem Buch «Triebkraft Evolution» deutet der Evolutionsbiologe Josef H. Reichholf an, welches Menschenbild diese Forscher in sich tragen und wohin die Reise gehen soll. Der Mythos eines Schöpfers, der sich – oft genug für die Menschen unverständlich – um das Wohl und Wehe eines jeden Einzelnen sorgt, wird gegen die Vorstellung einer Natur ausgetauscht, die sich

– ebensooft für die Menschen unverständlich – «blind» dahinentwickelt. Der Mensch muss sich der Kräfte bewusst sein, die ihn geformt haben, und dieses Bewusstsein nutzen, um seine Existenz zu bestimmen: «Die vielen ausgestorbenen Lebewesen und all das Grausige, Unangenehme und Lebensbedrohende sind wie auch der Tod keine Fehler, die ein intelligenter Schöpfer zwischendurch gemacht hat, sondern Teil der Natur, die sich fortwährend verändert. Und dabei nicht gerade menschenfreundlich ist. Viel zu viele Menschen können noch kein menschenwürdiges Leben führen. Das Humane verlangt größtmöglichen Widerstand gegen die blinde natürliche Selektion durch Krankheiten, Hunger, Naturkatastrophen und innerartlich-aggressive Vernichtung. Für eine bessere Zukunft sollen all diese Formen der natürlichen Auslese überwunden und Krankheiten möglichst besiegt werden. ... Die Evolution ist zukunftsblind. Gänzlich Neues kann durch biologische Evolution nicht entstehen. Besseres können wohl nur wir ersinnen.»[51]

Kürzer formuliert der Kriminologe Prof. Dr. Klaus Rolinski. Er verlangt eine «zweite Aufklärung», um die Trennung von Staat und Religion konsequent zu verwirklichen und den Menschen «aus seiner selbst erkennbaren genetisch bedingten Handlungseinschränkung» herauszuführen.[52] In dieser Forderung äußert sich für die nun bereits zwei Jahrtausende lang gültige Zielvorstellung von Naturwissenschaft und Medizin eine zeitgemäße Neuausrichtung. Die Befreiung der menschlichen Existenz aus der Willkür der Götter, Geister oder Ahnen ist erreicht; die Überwindung der als Last empfundenen ererbten Gene steht jetzt im Vordergrund. Eine neue medizinische Fachrichtung, die «Regenerative Medizin», trägt dieser Entwicklung Rechnung.

Und die Bedeutung von Lourdes und Altötting? Für eine lange Zeit, wenn nicht auf immer, wird die Weltanschauung, die sich an derlei Orten manifestiert, die Entwicklung zum Produkt Mensch begleiten. Zweieinhalb Jahrtausende hat die Medizin die Freiheit des Menschen erstrebt, in Hinblick auf Gesundheit und Krankheit die Existenz selbst zu formen. Zweieinhalb Jahrtausende haben die Gegenkräfte sich nicht zurückgezogen. Sie werden auch zukünftig nicht untergehen; dem Wunsch nach Freiheit vom Numinosen steht offenbar ein Bedürfnis nach *religio*, nach Einbindung in das Metaphysische gegenüber. Nicht zuletzt die wachsende Anziehungskraft der sogenannten Kreationisten zeigt nur allzu deutlich: der Mensch als Produkt eigenen Designs wird auch weiterhin mit dem Alternativkonzept des Menschen als Produkt der Schöpfung auskommen müssen.

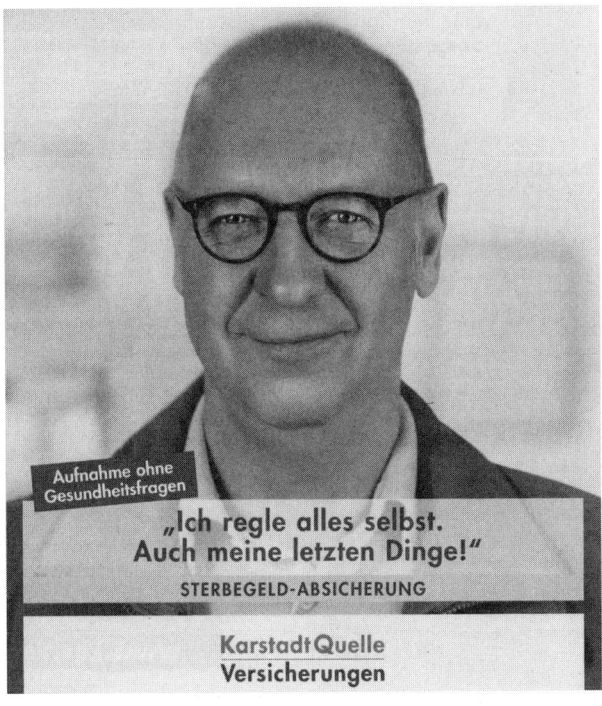

10. Nachwort zur zweiten Auflage

Die den Naturwissenschaften verpflichtete Medizin dient dazu, der Menschheit die existentielle Selbstbestimmung in der Gestaltung der Länge und der Güte ihrer irdischen Existenz zu gewähren. Dieses Buch ist der Frage nachgegangen, welche Entwicklungen sich im Verlauf der vergangenen zweieinhalb Jahrtausende aus der Verfolgung dieser unausgesprochenen kulturellen Zielsetzung ergeben haben. Es zeigt sich, dass die ehemals für das menschliche Leben so entscheidend angesehenen numinosen Mächte seit geraumer Zeit vollkommen aus den medizinischen Lehrplänen und aus der Realität der Operationssäle ausgeschlossen wurden. Die Widerstände derjenigen gesellschaftlichen Kräfte, die dem Menschen die existentielle Selbstbestimmung nicht zugestehen möchten, erstarken zwar wie eh und je bei jeder neuen Schwelle, die die Medizin überschreiten möchte, aber sie sind noch immer unterlegen, und so wird es auch angesichts der jüngsten Herausforderungen wie etwa der Pränatalen Implantationsdiagnostik wieder sein.

Der Blick auf diese Entwicklung zeigt freilich auch, dass die Macht über die Güte und Länge eines menschlichen Lebens von den numinosen Mächten nicht etwa auf jedes Individuum, das über sein Leben bestimmen könnte, übergegangen ist. Aus der Medizin ist zunächst vor etwa zwei Jahrhunderten ein öffentliches Gesundheitswesen hervorgegangen, in dem die staatlichen Organe sich Vorteile von einer Politik erhofften, die der gesamten Bevölkerung die Vision gesunder Arbeits-, Wohn- und allgemeiner Lebensbedingungen nicht nur vor Augen hielt, sondern auch teilweise unter Zwang zu verwirklichen suchte. Diese Epoche ist nun ihrem Ende nahe.

Aber wieder ist es nicht der Einzelne, dem die Verfügung über Güte und Länge seiner Existenz in die Hände gelegt wird. Zwar fehlt es nicht an Ermahnungen, jeder Mensch möge sich nach seinen Möglichkeiten um seine Gesundheit kümmern. Die Kommerzialisierung des Gesundheitswesens hat jedoch dazu geführt, dass ungeachtet unzähliger wohlgemeinter Einzelprogramme und ungeachtet der hingebungsvollen Arbeit vieler medizinisch Tätiger Gesundheit und Krankheit zunehmend unter die Verfügungsgewalt solcher Institutionen geraten, deren Leitmotive in erster Linie finanzieller Art sind, nicht aber die besten medizinischen Interessen der einzelnen Menschen. Noch befinden wir uns in einer Übergangsphase. Noch verlassen viele Menschen eine Praxis oder ein Krankenhaus und fühlen sich bestens behandelt. Das wird sicherlich auch in Zukunft so sein. Aber die Sicht auf Patienten als „lukrative Kunden" hat Auswirkungen, die die Zielsetzung der Medizin in eine Richtung lenken, die vollkommen neu ist und daher auch neue Strukturen nach sich zieht.

Sichtbar ist bereits jetzt die Verdrängung der ehemals zentralen Entscheidungsträger und patientennahen Berufsgruppen der Ärzte und der Apotheker in Randpositionen. Diejenigen Sachverständigen, die bislang so ausgebildet wurden, ihre „Patienten" allein nach medizinisch-fachlichen und medizinisch-ethischen Kriterien zu behandeln, stören die Umwandlung von Gesundheit zu einer Ware, die nach industriellen Maßstäben vermarktet wird.

Gibt man in einem der bekannten Internet-Portale „Ware" und „Gesundheit" ein, so bieten wohl die meisten Suchergebnisse diese beiden Stichworte in der beschwörenden Verbindung „Gesundheit ist keine Ware!" Das ist sicher eine noble Ansicht, aber sie ist hoffnungslos veraltet. Das vorliegende Buch verdeutlicht, wie vor zwei Jahrhunderten eine volkswirtschaftliche Situation entstehen konnte, in der erstmals Gesundheit als Mittel zum Zweck des starken Staates konzipiert wurde. Es verdeutlicht weiter, wie in der Nachfolge dieser Periode nun erstmals die These berechtigt ist, das Geschäft mit der Krankheit sei gesamtökonomisch profitabler als die Sicherung der Gesundheit.

Nicht wenige Leser der ersten Auflage dieses Buches haben die Entwicklungen, die hier neutral und ohne Bewertung dargestellt sind, als bedauerlich empfunden und die Frage gestellt: Was können wir tun, um die zunehmende Kommerzialisierung des Umgangs mit dem Kranksein rückgängig zu machen? Die Antwort lautet: Man kann zwar viel dagegen tun, aber das erwünschte Ergebnis liegt in weiter Ferne.

Jede der beteiligten Interessengruppen agiert im besten eigenen Interesse. Es gibt keine Verursacher, auf die man gezielt mit dem Finger zeigen könnte. Der jüngste Wandel des Gesundheitswesens ist nicht das Ergebnis finsterer Geschäftemacherei profitgieriger Manager, die sich auf Tagungen zur „Gesundheitswirtschaft" verabreden, wie man mit dem Leid der Kranken noch richtig Gewinn erzielen kann. So einfach ist es nicht – das sollten die vorangehenden Seiten aufgezeigt haben. Es ist vieles zusammengekommen, das diese Entwicklung ermöglicht hat, und keine noch so gut gemeinte politische Initiative könnte den einen goldenen Hebel finden, um den komplexen Mechanismus wieder zurückzudrehen.

Im Zentrum steht nach wie vor die Medizin als ein kulturelles Konstrukt, das den für die allermeisten Menschen wohl größten Wunsch erfüllen soll: ein Leben, das möglichst lang und möglichst ohne körperliches und seelisches Leid ist. Dieser Anspruch wird durch das beherrschende Paradigma der modernen Medizin in fortwährend steigende Kostendimensionen getrieben. Diagnose und Therapie folgen dem Glauben, die seit mehr als 150 Jahren ebenso unbestreitbaren wie phantastischen Erfolge von Chemie und Physik und der aus ihnen hergeleiteten Technologie in der Gestaltung unserer Lebensumwelt seien die Garantie dafür, dass mit Hilfe eben dieser Chemie und Physik und der daraus abgeleiteten Technologie auch die Gesamtheit menschlicher Leidensformen erklärt und zu einem gewünschten Idealzustand umgeformt werden könne. Dieser Glaube – und es ist ein wissenschaftlich unbeweisbarer Glaube – hat der modernen Medizin ein Monopol verschafft, das politisch reizvoller ist als alle Alternativen: Es hat die Möglichkeit eröffnet, ein immer stärkeres Wirtschaftswachstum anzuregen und somit die Politik in ihrem ureigensten Sinn zu befriedigen, nämlich mittels der Verteilung von Ressourcen beziehungsweise in der Strukturierung des Zugangs zu den Gewinnen, die aus der Nutzung von Ressourcen entstehen.

Keiner darf erwarten, dass die sogenannte Gesundheitspolitik sich diese Arena nehmen lassen wird. Gesundheitspolitik ist heutzutage in erster Linie Wirtschaftspolitik mit einem Anhang Gesellschaftspolitik. Die Vorstellung, es könne eine politische Partei geben, die den Beschwörungen „Gesundheit darf keine Ware sein" mehr als leere Worthülsen widmen wollte, ist zutiefst naiv. Das Eigeninteresse der politischen Parteien ist der Machterhalt. Politische Parteien haben auf Grund ihrer – überspitzt gesagt – mistelähnlichen Existenzsicherung keine anderen Eigeninteressen, als sich diejenigen Zweige des gesellschaftlichen Organismus auszusuchen, die ihnen die größtmögliche Speisung gewährleisten. Wenn politische Parteien bemerken, dass sie Wähler verlieren, dann definieren sie, wie es heißt, ihr Profil neu. Das heißt, sie halten nicht an den Programmen fest, für die das bisherige Profil stand; sie passen ihre Programme denjenigen Zweigen des Organismus an, die eine neue Speisung, und damit den Machterhalt, versprechen. Das sind im Gesundheitswesen diejenigen Kräfte, die der Gesamtwirtschaft über den Teilbereich Krankheitswirtschaft Zuwächse versprechen. Es sind nicht die Idealisten, die allen kommerziellen und ökonomischen Prinzipien zuwider einen zentralen Bestandteil des Wirtschaftswesens, eben den kommerziellen und damit gewinnbringenden Umgang mit dem Kranksein, gelöscht oder doch zumindest minimiert sehen möchten.

Von den unzähligen „alternativen" Heilverfahren, die die deutsche Krankheitswirtschaft neben der Schulmedizin bereichern, ist kein einziges auch nur annähernd imstande, als tatsächliche, umfassende Alternative zu überzeugen und eine Sinnlosigkeit all der teuren diagnostischen und therapeutischen Verfahrensweisen der Schulmedizin aufzuzeigen. Der Weg in die schulmedizinisch legitimierte Krankheitswirtschaft, die den Patienten nur als Kunden sieht und sein reales oder möglicherweise zukünftiges Leid zur Grundlage hochprozentiger Gewinnausschüttungen macht, ist unumkehrbar.

Nur wenige Menschen werden die Willensstärke besitzen, sich von den nicht selten bewusst Angst einflößenden und zum Konsum vorbeugender oder therapierender Heilmethoden drängenden Verfahren der modernen schulmedizinischen Diagnostik zu lösen und auf diese Weise dem Gewinnstreben der Krankheitswirtschaft zu entfliehen. Für den Umgang mit ernsten Erkrankungen ist für die allermeisten Menschen schlichtweg keine Alternative zu der kostenträchtigen Schulmedizin erkennbar, und der noch im höchsten und gebrechlichen Alter vorhandene Überlebenswille ebenfalls der meisten Menschen garantiert der Krankheitswirtschaft eine dauerhaft profitable Kundschaft.

Nun ist es aber doch so, dass diese Entwicklung viele derjenigen schmerzt, die einen Heilberuf in erster Linie aus einer Motivation des Helfenwollens ergriffen haben. Seit geraumer Zeit finden sie sich in vielen Fällen ihrer eigenen Einschätzung nach als unterbezahlte, in anderen Fällen auch als gut verdienende Experten und Dienstleister in ungewohnten neuen Strukturen wieder, in denen sie immer häufiger einem starken institutionellen Druck ausgesetzt sind, nicht primär den medizinisch-fachlichen und medizinisch-ethischen Kriterien ihrer Berufsausübung zu folgen, sondern den kommerziellen Interessen ihrer Arbeitgeber bzw. der Investoren der Krankheitswirtschaft. Die Unzufriedenheit dieser Ärztinnen und Ärzte könnte sich verbinden mit den Befürchtungen einer wachsenden Zahl zunehmend aufmerksamer und misstrauischer Patienten.

Die Vertreter der neuen Krankheitswirtschaft beharren darauf, erstmalig als Instanz im Gesundheitswesen einzig das Wohl der Patienten im Auge zu haben und somit das Vertrauen der Kunden zu verdienen – anders als die, wie es eine zentrale Figur dieses Wirtschaftszweigs ausdrückte, Akteure und Experten, die „zuerst zunächst einmal immer" an die eigene Institution denken. Dieser Anspruch ist zwar lediglich ein PR-Gag mit dem Ziel einer Marktkonsolidierung, aber er weist doch auf die Schwachstelle der neuen Krankheitswirtschaft hin. Mit der Ausbreitung der Krankheitswirtschaft geht der Verlust des Vertrauens einher, das die Medizin im Lauf der vergangenen zwei Jahrhunderte mühsam aufgebaut hat. Es geht jetzt darum, wer unter den Vorzeichen der neuen Marktwirtschaft im Gesundheitswesen noch als vertrauenswürdig wahrgenommen wird. Mit dem Verlust des Vertrauens wächst das Misstrauen und damit ein Unbehagen. Und vielleicht könnten hier diejenigen ansetzen, die sich mit den Entwicklungen hin zu einer immer weiter gehenden Kommerzialisierung des Umgangs mit Krankheit nicht abfinden möchten.

Vorstellbar wäre, dass Idealisten unter den Ärztinnen und Ärzten sich zusammenfinden und Strukturen aufbauen, die die Patienten auch weiterhin als Patienten anstatt als „Kunden" ansehen und die Gewissheit vermitteln, nicht in erster Linie die Renditelieferanten der Investoren in der Krankheitswirtschaft zu sein. Es müsste eine ausreichend große Zahl solcher Akteure bereit sein, auf die finanziellen Vorteile zu verzichten, die die renditeorientierte Anwendung der Schulmedizin garantiert. Damit einhergehend müsste eine Abkehr von einigen der Zwänge erfolgen, die die gesetzlichen Krankenkassen auf die Ärztinnen und Ärzte ausüben. Und es bedürfte ebenso der Fähigkeiten und des Willens, sich von den Produkten der pharmazeutischen Industrie tatsächlich nur diejenigen nutzbar zu machen, die eine signifikante Wirkung bei realen Erkrankungen zeigen. All dies wird unweigerlich im Sande verlaufen, wenn sich nicht auch Träger von therapeutischen Einrichtungen finden, die willens und imstande sind, eben diese Einrichtungen durchaus als Zuschussbetriebe zu führen.

Es ist kaum vorstellbar, dass sich eine kritische Masse aus medizinischen Akteuren, Trägern von medizinischen Einrichtungen und nicht zuletzt aufmerksamen Patienten bilden könnte, die fähig ist, diese Utopie einer Abkehr von den kommerziellen Grundprinzipien der Krankheitswirtschaft zu realisieren. Aber vielleicht reicht es schon, wenn sich ähnlich wie die Attac-Gegner der Globalisierung eine San-Attac-Bewegung für ein an den eigentlichen Bedürfnissen des kranken Menschen ausgerichtetes Gesundheitssystem konstituiere würde, um dem Renditedruck der von der Politik favorisierten Krankheitswirtschaft zu widerstehen und so der Beschwörung, Gesundheit dürfe keine Ware sein, doch noch eine Grundlage und Zielsetzung zu geben.

ANHANG

ANMERKUNGEN

1 Die auch von säkularer Seite nicht selten vorgetragene Kritik an der WHO-Definition von «Gesundheit» als unpraktikabel entbehrt insbesondere im Vergleich mit den biblischen 10 Geboten jeglicher Berechtigung. In beiden Fällen sind idealistische Maximalforderungen kodifiziert worden, deren Verwirklichung illusionär bleiben muss, auch wenn sie als Zielvorgaben am fernen Horizont ein auf dieses Ziel gerichtetes Handeln anregen sollen. Man vergleiche die unbeholfenen Gegenentwürfe einer Definition des Begriffs «Gesundheit», um die Weitsicht der WHO-Definition schätzen zu lernen.

2 Paul U. Unschuld, *Was ist Medizin? Westliche und östliche Wege der Heilkunst.* Verlag C. H. Beck, München 2003.

3 Siehe auch jüngst James Wood, «Holiday in Hellmouth – God may be dead, but the question of why he permits suffering lives on». *The New Yorker*, June 9, 2008; http://www.samharris.org/site/full_text/holiday-in-hellmouth/

4 Peter von Matt, *Ästhetik der Hinterlist. Zu Theorie und Praxis der Intrige in der Literatur.* Carl-Friedrich von Siemens Stiftung, München 2002 (Reihe «Themen», Bd. 75), 16 ff.

5 Ibn Butlan, Abu-`l-Hasan al-Muhtar Ibn al-Hasan Ibn Abdun, *Schachtafeln der Gesuntheyt ...,* Neudruck d. Ausg. Straßburg 1533 mit e. Nachw. von Marlit Leber und Elfriede Starke. Edition Leipzig, Leipzig 1988, 3–23.

6 Bereits im 13. oder 14. Jahrhundert hatte Jakob von Cessolis das Schachspiel mit der Gesellschaft verglichen und den zentralen «Bauern» unmittelbar vor der Königin als «Arzt, Apotheker und Chirurgen» identifiziert. Rainer A. Müller, *Der Arzt im Schachspiel bei Jakob von Cessolis.* K. Thiemig, München 1981.

7 Die Deutsche Gesellschaft für Medizinische Informatik, Biometrie und Epidemiologie GMDS e. V. verleiht alle zwei Jahre die Johann-Peter-Süßmilch Medaille an Nachwuchswissenschaftler (bis 40 Jahre) für hervorragende Arbeiten im Bereich der Medizinischen Informatik, Biometrie, Epidemiologie und der Dokumentation und Statistik.

8 Süßmilchs bekanntestes Zitat fasst seine Weltanschauung in folgenden Worten zusammen: «Der vornehmste Nutzen, worauf ich wenigstens allezeit in Sonderheit gesehen, ist die Erkenntnis der gewissen und weisen Vorsehung Gottes, die nach gütigen und weisen Absichten diese Welt regieret.» Johann Peter Süßmilch, *Die göttliche Ordnung in den Veränderungen des menschlichen Geschlechts,* J. C. Spener, Berlin 1741, S. 19.

9 Die theologische Diskussion der Strafwürdigkeit des künstlichen Schwangerschaftsabbruchs ist seit der Antike von den wechselnden und kontrovers

diskutierten Definitionen der «Beseelung» des Fötus bestimmt worden. Jahrhundertelang stand die sogenannte Sukzessivbeseelung im Vordergrund. Sie ging davon aus, dass die Beseelung erst eine geraume Zeit nach der Zeugung erfolge und ermöglichte somit effektiv eine Fristenlösung, die zeitweilig für männliche Föten (40 Tage) und weibliche Föten (80 Tage) differenziert angewandt wurde. Die Neuregelung des Kirchenrechts im Jahre 1869 erfolgte auf der Grundlage der nun maßgeblichen Auffassung von der «Simultanbeseelung», das heißt der «Eingießung der Seele» im Moment der Empfängnis. Bedeutende katholische Theologen der jüngeren Gegenwart, wie Karl Rahner, postulieren wieder eine «Sukzessivbeseelung», ohne allerdings die Frist exakt festzulegen.

10 Renato G. Mazzolini, «Stato e organismo, individui e cellule nell'opera di Rudolf Virchow negli anni 1845–1860.» *Annali dell' Istituto storico italo-germanico in Trento*, IX, 1983, 153–293; deutsch: *Politisch-biologische Analogien im Frühwerk Rudolf Virchows*. Basilisken-Presse, Marburg 1988.

11 Auf der Versammlung Deutscher Naturforscher, München, 1877. Vgl. auch Unschuld, 2003, 229 ff.

12 Rudolf Virchow, «Der Armenarzt». *Die medizinische Reform*, 3. 11. 1848, 125.

13 Reinhard H. Dennin, Michael Lafrenz, «Die HIV-Epidemie in Deutschland. Die Ahnungslosen, die Uneinsichtigen, die Überträger therapieresistenter HIV-Infektionen». *Sexuologie*, 2003, 10/1, 33–40.

14 Am 5. Februar 2008 berichteten die Nachrichtenagenturen von den überraschenden Ergebnissen einer Studie des niederländischen Gesundheitsökonomen Pieter von Baal. Er konnte aufzeigen, dass gesunde, schlanke Menschen das staatliche Gesundheitswesen insgesamt erheblich stärker belasten als etwa Raucher und Übergewichtige: Der Studie zufolge, die in der Fachzeitschrift «Public Library of Science Medicine» veröffentlicht wurde, verursachen Übergewichtige im Alter zwischen 20 und 56 Jahren zwar die meisten Kosten im Gesundheitssektor. Weil sie ebenso wie Raucher eine geringere Lebenserwartung haben, relativieren sich diese Ausgaben aber langfristig. Gesunde, schlanke Menschen haben der Erhebung zufolge eine durchschnittliche Lebenserwartung von 84 Jahren. Raucher kommen auf rund 77 Jahre, Übergewichtige auf etwa 80 Jahre. Beide Gruppen neigten stärker zu Herzkrankheiten als die «gesunde» Vergleichsgruppe. Krebserkrankungen traten – abgesehen von Lungenkrebs – bei allen Dreien gleich häufig auf. Diabetes wurde am häufigsten bei den Übergewichtigen festgestellt, die «Gesunden» hatten die meisten Schlaganfälle. Letztendlich fielen für die gesunde, schlanke Gruppe Behandlungskosten von rund 417 000 Dollar (281 000 Euro) ab einem Alter von 20 Jahren an. Bei den Übergewichtigen wurde ein Betrag von 371 000 Dollar (250 000 Euro) ermittelt, bei Rauchern nur rund 326 000 Dollar (220 000 Euro).

15 Thilo Bode, Die Essensfälscher. S. Fischer. Frankfurt/M. 2010.

16 www.bzb-online.de/okto8/12_13.pdf, und www.dgbev.de/uploads/media/
08.07.22.BKK-Prof_Dr_Saatkamp_Vortrag_01.pdf mit weiteren Hinweisen
auf rein ökonomisch bedingte Verschiebungen im Krankheitsspektrum der
deutschen Bevölkerung und in der Tendenz zu kostenträchtigeren Behandlungen. Nachbemerkung: Nach Erscheinen der ersten Auflage von *Ware Gesundheit. Das Ende der Klassischen Medizin* 2009 wurde dieser Internetlink
gelöscht.

17 Ebenda.

18 Aus einer Rede «Gesundheitspolitische Perspektiven für neue Versorgungsformen», gehalten auf dem 4. Hamburger Symposium zur Integrierten Versorgung am 7. November 2008. Die gesamte Rede ist als Video aufgezeichnet
unter www.iv-hh.de/video.php?VideoName=versorgungsformen.

19 http://www.rhoen-klinikum-ag.com/rka/cms/rka/deu/download/051111-
Bad_Orber-Gespraech.pdf

20 Paul U. Unschuld, «Der Arzt als Fremdling in der Medizin. Von der Triebfeder zum Getriebenen», in ders. *Der Arzt als Fremdling in der Medizin? Stand-
ortbestimmung.* W. Zuckschwerdt-Verlag, München 2005, 15–36.

21 *Nature*, 2005, vol 437, S. 1070.

22 David J. Rothman et al., Professional Medical Associations and Their Rela
tionships with Industry. A Proposal for Controlling Conflict of Interest. *Journal of the American Medical Association.* April 2009, Vol. 301/13: 1367-1372.

23 http://bhaev.de/images/stories/veroeffentlichungen/bhaevo61008_stormt
chuess.pdf

24 Eine Ausnahme hiervon hat bisher nur die AOK Westfalen-Lippe in einem
Liefervertrag mit dem Apothekerverband geregelt.

25 Zu Gesundheitskarte und dem gesellschaftlichen Kontrollpotential, das sich
mit dem neuen Konzept einer „Gesundheitstelematik" verbinden lässt, siehe
Oliver Decker, Alles auf eine Karte setzen: Elektronisches Regieren und die
Gesundheitskarte. *Psychotherapeutenjournal* 4/2005, S. 338-347.

26 http://www.zeit.de/archiv/2000/50/20050 gesundheit.xml: GESUNDHEIT.
Der Markt des Lebens. In Arztpraxen und Krankenhäusern gehen reihen-
weise Jobs verloren. Siehe auch Dr. Uwe K. Preusker, «Konsumieren für die
Gesundheit», *Die GesundheitsWirtschaft*, Nr. 1, 1. Jahrgang, 20–23: «Steigende Gesundheitsausgaben erhöhen die Wohlfahrt der Gesellschaft! Wie
bitte? Glauben wir nicht seit Jahrzehnten an das genaue Gegenteil? Doch
dass Kostendämpfung ein Holzweg ist, behaupten nicht Lobbyisten, sondern
renommierte amerikanische Gesundheitsökonomen. In Deutschland heißt
das Zauberwort ‹soziale Gesundheitswirtschaft›: Höhere Gesundheitsausgaben könnten ein neues Wirtschaftswunder einleiten». Die Verwendung
des Begriffs «Gesundheitsausgaben» verschleiert die Zielrichtung. Nicht die
Ausgaben für den Gesunden zum Gesundbleiben sind gemeint, sondern das
wirtschaftliche Potential der bereits Erkrankten, der Patienten.

27 Aus einer Rede «Gesundheitspolitische Perspektiven für neue Versorgungsformen», gehalten auf dem 4. Hamburger Symposium zur Integrierten Ver-

sorgung am 7. November 2008. Die gesamte Rede ist als Video aufgezeichnet unter www.iv-hh.de/video.php?VideoName=versorgungsformen.

28 www.rhoen-klinikum-ag.com/rka/cms/deu/download/051012-10_Jahre_Herzchirurgie.pdf

29 http://www.cdc.gov/futures/: «CDC will be a customer-centric organization. CDC's primary customers are the people whose health we are working to protect».

30 http://www.cdc.gov/futures/: «The Futures Initiative started with CDC staff collecting input and comments from a wide cross-section of CDC's partners and customers (the people whose health CDC is trying to improve). This unprecedented, «outside-in» review of the agency's performance, organization, and operations involved CDC's customers, decision-makers, partners, stakeholders, and employees. More than 500 individuals and organizations from outside of CDC provided input in individual and group discussions. Those organizations included traditional national, state and local public health partners, professional and medical associations, public health workers, clinicians, media representatives, priority populations and community-based organizations, foundations, advocates, and business and private sector entities. Throughout the Futures Initiative, informal discussions with customers and stakeholders also yielded opinions and ideas about what directions CDC should follow.»

31 Der zu der Titelgeschichte von Claus Peter Müller von der Grün verfasste Beitrag im Heft 1, 1. Jahrgang, *Die GesundheitsWirtschaft* (S. 8–9), erläutert: «An seiner Krise kann das Gesundheitswesen genesen. Je weiter sich der Staat und quasi-staatliche Institutionen zurückziehen, desto erfolgreicher kann sich ein freiheitlicher Geist entfalten. Die Metamorphose hat längst begonnen. Aus dem Gesundheitswesen erwächst der Gesundheitsmarkt.»

32 http://www.rhoen-klinikum-ag.com/rka/cms/rka_2/deu/download/051012-10_Jahre_Herzchirurgie.pdf

33 «Beliebigkeitsheilkunde» definiert sich über drei Merkmale: (1) Sie steht außerhalb der kausalen Erklärungsmodelle der Naturwissenschaften. (2) Ihre Anwendung in Diagnose und Therapie macht auf den nicht Eingeweihten, in schulmedizinischem Denken geschulten Beobachter den Eindruck der Beliebigkeit. Experte und Scharlatan sind nicht zu unterscheiden. (3) Für den Insider bietet sie die Möglichkeit, nach eigenem Belieben, ohne die Zwänge externer Steuerung, dem individuellen Patienten angepasst Diagnose und Therapie durchzuführen.

34 «Rechtliche Aspekte bei Ausübung/Nutzung komplementärer Heilweisen», von Dr. Walter Andritzky. www.heilpraktikergesetz.de/andritzky-recht.html

35 Auch die chinesische Regierung gibt sich große Mühe, die Traditionelle Chinesische Medizin zu standardisieren und somit in Diagnose und Therapie zu normieren. Aus Gründen, die man nur vermuten kann, ist die Individualität, die in der herkömmlichen Behandlungsweise zum Ausdruck kommt, im Ur-

sprungland dieser Heilkunde heute unerwünscht. Vgl. Volker Scheid, *Currents of Tradition in Chinese Medicine (1626–2006)*, Eastland Press, Seattle 2007.

36 Stephen Birch, «Reflections on the German Acupuncture studies». *Journal of Chinese Medicine*, 83, 2007, 12–17. Howard H. Moffet, «Traditional acupuncture theories yield null outcomes: a systematic review of clinical trials». *Journal of Clinical Epidemiology*, 61, 2008, 741–747.

37 Ilona Kickbusch, Gaudenz Silberschmidt, Paulo Buss, «Global health diplomacy: the need for new perspectives, strategic approaches and skills in global health». *Bulletin of the World Health Organization*, March 2007, 85 (3), 230–232.

38 Ministers of Foreign Affairs of Brazil, France, Indonesia, Norway, Senegal, South Africa, and Thailand, Oslo Ministerial Declaration – global health: a pressing foreign policy issue of our time. www.thelancet.com, online publiziert, 2. April 2007, p. 5.

39 Workshop Global Health Diplomacy, 25. Februar 2009, Hertie School of Governance. Gemeinsame Veranstaltung des GIGA German Institute of Global and Area Studies, The Graduate Institute Geneva und Hertie School of Governance.

40 Vgl. Mathias Kettner (Hsg.), *Wunsch erfüllende Medizin*. Campus Verlag, Frankfurt/Main 2008.

41 www.kath.net/detail.php?id=21588

42 Passend zu dieser Entwicklung hat sich die Bioethik einen neuen Terminus zueigen gemacht: der Mensch ist nun ein «Biofakt», also ein Lebewesen, das mit Hilfe moderner Biotechnologie aus dem Naturzustand in einen Hybridzustand zwischen Lebewesen und Artefakt überführt wird. Nicole C. Karafyllis (Hrsg.), *Biofakte – Versuch über den Menschen zwischen Artefakt und Lebewesen*. Mentis Verlag, Paderborn 2003. Auf die Bedeutung des Hochleistungssports als Experimentierfeld für das Produkt Mensch als Biofakt sei hier nur am Rande hingewiesen.

43 Zitate aus Internet-Seiten verschiedener Anbieter von sogenannten *smart drugs*.

44 Henry Greely et al., «Towards responsible use of cognitive enhancing drugs by the healthy». *Nature*, 456, 702–705, 11. Dezember 2008, mit einer einleitenden Notiz des Herausgebers: «Society must respond to the growing demand for cognitive enhancement. That response must start by rejecting the idea that ‹enhancement› is a dirty word, argue Henry Greely and colleagues.»

45 Werner Bartens, «Blödness». *Süddeutsche Zeitung*. Wochenende. 5./6. Juli 2008. Seite I

46 «Die Vernutzung von Embryos zur Ausschlachtung für embryonale Stammzellen ist forschungspolitisch verbrämter Kannibalismus», erklärte der Parlamentarische Geschäftsführer der Grünen im Bundestag. Die Grenzen der Bioethik dürften nicht «leichtfertig den Heilsversprechen der Medizin und

den ökonomischen Interessen der Pharmaindustrie» geopfert werden. DER SPIEGEL, 14. Juni 2005.

47 Otfried Höffe, *Medizin ohne Ethik*. Suhrkamp, Frankfurt/Main, 2002, 89: «Eine Forschung desavouiert sich, wenn sie menschliches Leben zerstört, dies umso mehr, wenn sie einem nur möglicherweise eintretenden Lebensdienst schon reales Leben opfert».

48 Bezogen auf die Schuldzuweisung des evangelischen Bischofs Wolfgang Huber an Mediziner, die Menschen behilflich sind, ihr unerträgliches Leiden durch Suizid zu beenden, merkte eine Leserbriefschreiberin in der Süddeutschen Zeitung Nr. 236, S. 35, vom 12.10.2010 an: „Offenbar saß er zu selten über Stunden am Bett eines Sterbenden, der zu ersticken droht und sich quält und um Erlösung fleht und aus meiner Sicht auch das Recht hat, selbstbestimmt und in eigener Verantwortung sich aus diesem Leben zu verabschieden."

49 Eine aufschlussreiche Diskussion der von katholischen und protestantischen Theologen vorgetragenen widersprüchlichen Aussagen, dem Menschen ein Recht auf existentielle Selbstbestimmung auch in der Suizidfrage zu gewähren, findet sich bei Michael Friess, *«Komm süßer Tod»* – *Europa auf dem Weg zur Euthanasie? Zur theologischen Akzeptanz von assistiertem Suizid und aktiver Sterbehilfe*. Verlag W. Kohlhammer, Stuttgart, 2008.

50 Die von einer ausschließlich ökonomischen Denkweise geforderte Anpassung des Gesundheitswesens an die Arbeitsweise der Automobilindustrie hat bereits der Präsident der Bundesärztekammer, Professor Dr. med. Jörg-Dietrich Hoppe, in seiner Rede zur Eröffnung des 110. Deutschen Ärztetages am 15. Mai 2007 in Münster mit wörtlichen Zitaten eines von ihm nur anonym als «nicht-unbekannter Krankenhausmanager» bezeichneten Entscheidungsträgers aufgezeigt: «Aus ökonomischer Sicht sind die Ärzte dort einzusetzen …, wo sie die größte Wertschöpfung erbringen. … Mit der neuen ärztlichen Arbeitsteilung geht die Krankenversorgung denselben Weg der Industrialisierung wie die Automobilindustrie vor hundert Jahren.» http://www.bundesaerztekammer.de/page.asp?his=0.2.20.4640.5170

51 Andreas Sentker und Frank Wigger (Hrsg.), *Triebkraft Evolution, Vielfalt, Wandel, Menschwerdung*, mit einem Nachwort von Josef H. Reichholf, ZEIT Wissen Edition. Spektrum Akademischer Verlag, Heidelberg 2008.

52 Klaus Rosinski, «Hat die zweite Aufklärung Chancen?», Vortrag anlässl. d. Symposium Humanethologie, 10.10.2008, Max-Planck-Institut Erling: «Die zweite Aufklärung ist die Herausführung des Menschen aus seiner selbst erkennbaren genetisch bedingten Handlungseinschränkung».

REGISTER